Entraînement

Validez vos semestres 3 et 4 en IFSI en 500 questions corrigées

Chez le même éditeur

Validez votre semestre 1 en IFSI en 650 questions corrigées, par J. Chevillotte, 2014, 208 pages.

Validez votre semestre 2 en IFSI en 450 questions corrigées, par J. Chevillotte, 2015, 168 pages.

Validez votre semestre 5 en IFSI en 400 questions corrigées, par J. Chevillotte, 2014, 160 pages.

Entraînement

Validez vos semestres 3 et 4 en IFSI en 500 questions corrigées

Coordonné par Jérôme Chevillotte

J. Chevillotte
FF Cadre supérieur de Santé, CH de Versailles

L. Francis
Cadre de santé, formateur en IFSI, IFSI du Kremlin Bicêtre

K. Gaudard
FF Cadre de santé, formateur en IFSI, IFSI du CHU de Montpellier

S. Gonzalez
Cadre de santé, formateur en IFSI, IFSI du CHU de Montpellier

S. Lescure-Verdon
Cadre de santé, formateur en IFSI, IFSI René Auffray, Clichy-la-Garenne

N. Massieye
Cadre de santé, formateur en IFSI, IFSI du Kremlin Bicêtre

M. Neveur
Cadre de santé, formateur en IFSI, IFSI de Versailles

ELSEVIER
MASSON

Illustrations réalisées par Carole Fumat

ISBN : 978-2-294-74106-7

Elsevier Masson SAS, 62, rue Camille-Desmoulins, 92442 Issy-les-Moulineaux cedex

www.elsevier-masson.fr

Sommaire

CHAPITRE 1

Se préparer aux épreuves

Objectifs des épreuves[1]

Intitulés des épreuves des semestres 3 et 4

- UE 2.5 Processus inflammatoires et infectieux
- UE 2.8 Processus obstructifs
- UE 2.11 Pharmacologie et thérapeutiques
- UE 2.7 Processus dégénératifs

Modalités d'évaluation : évaluation écrite de connaissances

Toutes les unités d'enseignements (UE) abordées dans cet ouvrage sont évaluées par une épreuve écrite individuelle. Vous serez donc seul face à votre copie.

Du point de vue du déroulé des épreuves, plusieurs documents vous seront distribués au début de l'épreuve : un livret de questions, une grille de réponse (aussi appelée « livret de réponse »), des copies et, selon les universités, éventuellement des feuilles de brouillons.

Critères d'évaluation

Commun aux 4 UE des semestres 3 et 4	Spécifiques à l'UE 2.11 S3
Exactitude des connaissances	Compréhension des mécanismes

L'expression « exactitude des connaissances » renvoie à la notion de « précision ». Il est donc indispensable de connaître le contenu des cours et d'être capable de restituer des connaissances conformes.

Le terme « justesse » évoque la qualité de faire quelque chose avec exactitude, précision. Lorsque la justesse d'utilisation ou de compréhension est évoquée, elle rappelle que l'utilisation de l'objet dont il est question doit être parfaitement appropriée. Il ne suffira pas de restituer vos cours « sans réfléchir » : vous devrez au préalable effectuer des recherches complémentaires et approfondir vos cours à l'aide de références bibliographiques fiables.

1. Auteur référent : Magali Neveur.

Cet approfondissement de vos connaissances est indispensable pour maîtriser et restituer le contenu des enseignements. Il vous aidera à vous représenter ce que vous êtes en train d'apprendre.

Chacun de ces critères justifiera l'utilisation de différents types de questions lors des évaluations.

Les différents types de questions

Il est important de connaître la structure de l'évaluation. Elle peut comporter des questions à choix unique (QCU), des questions à choix multiples (QCM), des questions à réponses ouvertes et courtes (QROC) et des schémas en proportions différentes. Ce découpage est normalement connu des formateurs qui peuvent vous le communiquer, s'ils ont été autorisés à le faire par l'université.

Pour les questions à choix unique (QCU) et les questions à choix multiples (QCM) le barème de notation est indiqué sur la page de garde du livret de questions (1re page).

Les consignes relatives à chaque question peuvent être indiquées ou non. Par exemple, une des mentions « Indiquez la bonne réponse », « Indiquez les bonnes réponses » ou « Indiquez la réponse fausse » peut figurer en amont (avant) de la question ; cela facilite votre réponse. Lorsque aucune indication n'est précisée, c'est à vous d'indiquer la ou les réponses attendues à la question posée, à partir de vos connaissances.

Pour les **QCU**, une seule réponse est attendue	Parfois, certaines QCU demandent d'indiquer une réponse inexacte. Il est donc primordial de bien lire l'énoncé de la question tant par rapport au fond de la question (c'est-à-dire le contenu abordé) que par rapport à la forme (QCU, QCM, réponse inexacte à cocher, etc.).
Pour les **QCM**, plusieurs réponses sont attendues	Il existe des QCM intitulés *« à compléments groupés »* qui présentent plusieurs propositions numérotées 1, 2, etc. dans leur intitulé. Il s'agit ensuite d'indiquer la ou les réponses attendues à partir des instructions précisées ; par exemple réponse A : les propositions 1 et 4 sont vraies, ou réponse B : les propositions 2 et 4 sont fausses, etc.
	Certains QCM sont de type *« cause à effet »*. Une seule case est à cocher sur la grille de réponse. Le libellé associe deux propositions par un « parce que ».
	D'autres QCM sont de type *« associatifs »*. Le libellé de la question présente deux paramètres en fonction desquels les propositions de réponse ont été rédigées. Là aussi, une seule case est à cocher sur la grille de réponse. Par exemple « cocher la réponse A si la proposition concerne seulement X », ou « cocher la réponse B si la proposition ne concerne ni X, ni Y ». Ces questions sont peu utilisées dans les évaluations destinées aux étudiants en soins infirmiers. Dans cet ouvrage, nous avons fait le choix de ne pas en proposer.

Les **QROC** ne proposent aucune réponse.	Il s'agit de donner une réponse libre qui doit tenir en un nombre limité de lignes (8 à 10). Elles permettent d'évaluer les *connaissances* de l'étudiant sur un sujet, leur capacité de *synthèse* mais également leur capacité d'*analyse* de la question (c'est-à-dire comment vous l'avez comprise, comment vous l'interprétez).
Les **situations cliniques**	Une situation clinique énonce des données cliniques, un problème diagnostique et/ou thérapeutique et pose une ou plusieurs questions. Ces questions portent sur la physiopathologie, les soins infirmiers, les examens complémentaires, etc. On évalue ici votre raisonnement clinique.
Les **schémas**	Un schéma est une représentation imagée d'un phénomène. Il permet de vérifier la connaissance de ce phénomène dans sa représentation dans l'espace.

Méthodologie des épreuves

La motivation, outil fondamental : « je veux devenir infirmier(ère) ! »

- Certaines matières, plus que d'autres, vous motivent pour travailler. Pour vous inciter à aller de l'avant, à enclencher « la dynamique » de travail et des révisions, remémorez-vous et surtout ne perdez pas de vue votre but ultime : « je veux être infirmier(ère) ! »
- Commencez par les matières que vous appréciez le moins. Ne les gardez pas pour la fin du semestre, période où le stress monte et où vous êtes moins réceptif. N'oubliez pas certains préalables comme le passage de deuxième année en troisième année qui s'effectue par la validation des semestres 1, 2, 3 et 4 ou par la validation des semestres 1 et 2 et d'au moins 48 crédits sur 60 répartis sur les semestres 3 et 4. Les semestres 1 et 2, et donc ses UE à valider, sont primordiaux pour votre progression dans cette formation.
- Dans votre organisation, gardez du temps pour vous, pour vous détendre et ne négligez ni votre sommeil, ni la qualité de votre alimentation : à corps fatigué, cerveau peu efficace ! Le pire ennemi est soi-même : venez passer cet examen comme si vous l'aviez déjà validé ; cela vous aidera à avoir confiance en vous plutôt que de vous dire que c'est perdu d'avance !

Un préalable indispensable : le travail de mémorisation

Trier pour se repérer

Il est indispensable de consacrer du temps à **trier** vos cours de façon à connaître quels sont les contenus abordés à l'intérieur de chaque unité d'enseignement (UE). Cela permet de **se repérer** dans cette compilation d'informations à retenir.

Associer pour mieux comprendre

Les questions posées lors des évaluations balayent l'ensemble des contenus prévus au sein de chaque UE. Se préparer à l'épreuve, c'est déjà **associer** chaque cours dispensé à l'un des éléments de contenu de l'UE (faire les liens). Dans cet ouvrage, un rappel des contenus devant être abordés dans l'UE pendant les cours est fait avant chaque test de connaissances.

Nous vous rappellerons également les objectifs poursuivis par chaque UE. Ces objectifs sont toujours en lien avec une compétence spécifique, qui oriente l'axe de travail que vous devez suivre. *Exemple : La compétence 4 « Mettre en œuvre des thérapeutiques et des actes à visée diagnostique » oriente l'UE 2.4 « Processus traumatiques » vers l'administration des thérapeutiques, les prescriptions médicales, les gestes techniques, la gestion de la douleur...*

Chaque UE dispose d'une enveloppe temps pour dispenser les enseignements avec des cours magistraux (CM), des travaux dirigés (TD) ainsi que du temps personnel (TP). La présence aux cours magistraux n'est pas obligatoire ; cela ne veut pas dire qu'ils sont inutiles. Il est tentant de ne pas y assister, d'autant plus que les cours peuvent être disponibles en ligne ou sur polycopiés. Le risque, lorsque l'on n'est pas assidu, est de perdre le fil conducteur de l'UE voire d'autres UE en lien.

Attention également aux podcasts, fichiers audio ou vidéo, qui permettent de visionner ou d'écouter le cours à distance : ils peuvent se révéler de faux amis si vous ne programmez pas d'emblée une période pour rattraper et travailler ce contenu de cours.

Mémoriser pour restituer

Dans un troisième temps, vous devez faire un travail de mémorisation de ces contenus.

Attention, les objectifs visés par les questions peuvent être divers : connaître, comprendre, appliquer ou analyser. À chacun de ces objectifs correspond un apprentissage qui lui est propre. À vous d'aller plus loin et d'approfondir ces contenus car les enseignants ne donnent que des bases d'apprentissage.

Connaître	**Comprendre**	**Appliquer**	**Analyser**
demande d'avoir mémorisé des informations et le « par cœur » peut suffire. Cette méthode permet de définir un objet.	suppose d'être capable de reformuler avec ses propres mots. Ce procédé permet : – d'identifier à quoi sert l'objet ; – de déterminer dequelle façon il est utilisé et dans quel contexte ; – de déterminer son lien avec d'autres notions ; – et de comprendre pourquoi il est utilisé.	sous-entend que vous ayez compris comment l'objet est utilisé dans votre pratique de soins. Dans cette partie, il faut être capable de répondre aux attentes « en situation ».	requiert d'être capable de mesurer les écarts entre une situation appropriée et une situation problématique. Cette capacité nécessite de maîtriser les trois processus précédents : connaître, comprendre et appliquer.

Les TD servent à illustrer, approfondir et compléter des cours magistraux. Pour vous préparer au mieux, il est conseillé d'avoir travaillé l'étape précédente (mémorisation) avant de venir aux TD. Si possible, revoyez votre cours le jour même ou au moins dans les deux ou trois jours qui suivent le cours magistral.

Le jour de l'épreuve : faites du temps votre allié !

Les étudiants n'exploitent pas suffisamment le temps qui leur est imparti ! Si l'épreuve dure 90 minutes pour 30 QCM, vous disposez de 1 à 2 minutes pour traiter chacune des questions. Utilisez le reste du temps pour relire votre copie.

Avant même de débuter l'épreuve, vous devez prévoir ce temps de relecture. Ce temps indispensable intervient avant de rendre sa copie : il permet de vérifier que la copie est correctement identifiée, mais aussi que vous avez reporté les bonnes réponses sur le livret prévu à cet effet.

L'analyse de la question : interrogez le sens des mots pour répondre sans erreur !

À ce stade du travail, vous avez assimilé un certain nombre de connaissances. Mais les QCM sont parfois traîtres et il faut veiller à **ne pas répondre aux questions de manière mécanique.** Les définitions proposées sont parfois proches les unes des autres mais ne reprennent pas mot pour mot celles qui ont été données dans le cadre du cours. Il s'agit donc d'**avoir bien compris la notion** de **« mémoire du travail »** pour répondre sans erreur.

Il est important de bien lire la consigne et la question et de **ne surtout pas prendre connaissance des réponses proposées** pour ne pas être influencé. Ainsi, vous pourrez vous rappeler des notions et faire travailler votre mémoire pour vérifier vos connaissances. Cela vous évitera d'être influencé par les mauvaises réponses ou les réponses qui sont faites pour induire le doute dans votre esprit et vous permettra ainsi de vérifier l'exactitude de vos connaissances. N'oubliez pas : il est indispensable de relire la consigne plusieurs fois.

Ensuite, vous devez faire un **travail d'analyse de la question** et vous interroger :

- **sur le fond :** quels sont les contenus visés ? Vous devez, au brouillon, identifier les mots clés présents dans l'énoncé puis écrire rapidement un plan détaillé de ce que vous savez sur le sujet traité. Cela évitera les confusions au moment de faire votre choix entre les différentes réponses proposées.
- **sur la forme :** que veulent dire les mots utilisés? Quel est le sens des verbes, des adverbes choisis ? Ces questions simples et apparemment anodines permettent d'éviter bien des pièges : ce n'est pas la même chose de demander de citer les signes cliniques « systématiquement » présents lors de telle ou telle pathologie (ici, il y a une affirmation à produire) ou bien de demander les signes cliniques « aussi » présents dans deux pathologies (ici, il y a une comparaison à restituer). Parfois, des comparaisons sont demandées avec l'utilisation de « le plus... » ou « le moins... ». L'utilisation du pluriel ou du singulier oriente également sur le nombre de réponses à produire.

Si vous avez un « trou de mémoire » : passez la question et revenez dessus s'il vous reste du temps à la fin de l'épreuve. Cela vous évitera un stress pendant l'épreuve qui pourrait vous déconcentrer et, donc, vous faire perdre du temps pour répondre aux autres questions.

L'entraînement est très important et vous permet de canaliser les tensions le jour de l'examen. Pour cela, un bon exercice est de créer soi-même les QCM, QROC, etc. à partir des enseignements reçus. Ce travail permet de mieux comprendre le contenu du cours, mais il est très chronophage et ne corrige pas vos erreurs éventuelles. Cet ouvrage, en proposant à la fois une auto-évaluation et la construction de savoirs, répond parfaitement à cette optique.

Un bon entraînement est un entraînement « en conditions d'examen » ; si vous disposez de 2 à 3 minutes par question le jour J, vous devez vous mettre dans les mêmes modalités pour que cette préparation soit utile.

Si vous avez déjà passé l'épreuve, n'hésitez pas à reprendre (si on vous les a rendues) ou à aller consulter vos anciennes copies : cela vous permettra d'identifier les points du cours qui ne sont pas maîtrisés, mais aussi les erreurs méthodologiques.

Quel que soit votre état d'avancement : pas de panique !

Le manque de temps est souvent invoqué par les étudiants à l'aube de leurs examens. Un bon planning de travail et de révision suffit à éliminer cette impression et à diminuer le stress. En revanche, lorsque vous décidez de travailler vos cours, coupez et rangez votre téléphone portable, faites-en de même avec internet et toutes les distractions qui peuvent vous tenter.

Révisions de dernière minute : trouvez le bon équilibre

Vous n'êtes pas prêt pour vos partiels : l'erreur est humaine ! Restez calme : le tout est de savoir exploiter au maximum la période qui les précède. Vous pourrez ainsi réviser efficacement et rapidement. La méprise serait de se noyer sous une quantité de travail trop importante. Plus que les autres étudiants, vous devrez établir un planning de révision, prioriser en fonction du niveau de difficultés, de l'importance des UE en nombre d'ECTS (*European Credits Transfer System*) ou de celles où vous pourrez progresser en peu de temps. Votre lecture des cours devra être différente : entrer moins dans les détails, diviser le temps disponible par le nombre de cours de façon à tout revoir. Au pire, prévoyez peut-être de faire l'impasse sur certaines UE pour les sessions initiales ; réorganisez-vous pour les épreuves de rattrapage et cette fois tenez vos engagements !

Enfin, la solidarité peut aussi vous aider : discuter des cours avec un groupe d'amis peut vous permettre d'avoir des informations sur les attentes de ces évaluations. Peut-être même que vos amis vous feront bénéficier de leurs fiches de révision, de leur réflexion à partir de recherche documentaire, etc.

Dans tous les cas, prêt ou pas, une seule solution : l'organisation !

Votre planning de révision

Réussir ses partiels est souvent plus simple qu'on ne le pense. Pour bien préparer l'examen, il faut considérer le temps comme un outil et non comme un ennemi. Prévoyez un temps de travail personnel suffisant. Vous devrez vous habituer à plus d'autonomie.

Quelques simulations pour mieux comprendre

La durée de la formation est de 3 années, soit 6 semestres de 20 semaines chacun, équivalent à 4200 heures. Le travail personnel complémentaire est estimé à 900 heures environ, soit 300 heures par an. La charge de travail de l'étudiant est donc de 5100 heures pour 6 semestres, soit 850 heures par semestre ou 42 heures 30 par semaine ou encore 8 heures 30 par jour, 5 jours par semaine, et ce **dès le 1er jour de la rentrée au semestre 3 puis au semestre 4** !

Plusieurs situations de travail peuvent être envisagées. Dans chacun des cas, l'étudiant est prêt à partir en cours à 8 heures du matin et travaillera jusqu'à 22 heures. Il consacrera chaque jour 2 heures à prendre ses repas, 2 heures dans ses déplacements et 7 heures à suivre ses cours du lundi au vendredi.

- **1er départ :** je travaille dès le premier jour de la rentrée, soit pendant les 20 semaines du semestre. Je dispose de 14 heures par jour (de 8 heures à 22 heures) desquelles je déduis 2 heures de repas, 2 heures de transport et 7 heures de cours. Il me reste 3 heures par jour de temps personnel. Je décide de travailler 1 heure et demie du lundi au vendredi. Pour autant, je dispose encore de 1 heure et demie chaque soir, de tous mes samedis et dimanches ainsi que de 2 semaines de vacances pour mes loisirs et/ou obligations. *Vérification : 1 heure et demie de travail du lundi au vendredi = 7 heures et demie de travail hebdomadaire = 150 heures de travail effectué sur 20 semaines (1 semestre) = 900 heures de travail personnel fourni sur 6 semestres : le compte est bon !*
- **2e départ :** je commence à travailler au milieu du semestre, soit pendant les 10 semaines restantes du semestre. Je dispose de 14 heures par jour (de 8 heures à 22 heures) desquelles je déduis 2 heures de repas, 2 heures de transport et 7 heures de cours. Il me reste 3 heures par jour de temps personnel. Je décide de travailler 3 heures du lundi au vendredi. Pour autant, je dispose encore de tous mes samedis et dimanches ainsi que de 2 semaines de vacances pour mes loisirs et/ou obligations. *Vérification : 3 heures de travail du lundi au vendredi = 15 heures de travail hebdomadaire = 150 heures de travail effectué sur 10 semaines : le compte est bon cette fois-ci, mais cela se complique !*
- **3e départ :** je commence à travailler 5 semaines avant la fin du semestre dont 2 semaines de vacances. Je dispose de 14 heures par jour (de 8 heures à 22 heures) desquelles je déduis 2 heures de repas (pas de transport ni de cours pendant les 2 semaines de vacances). Il me reste 12 heures par jour de temps personnel. Je conserve 2 jours par semaine pour me reposer.

Je vais pouvoir consacrer 120 heures de mon temps à travailler. Il me restera 30 heures de travail personnel à fournir sur les trois dernières semaines, soit 10 heures par semaine soit 2 heures chaque soir du lundi au vendredi. *Vérification : 12 heures de travail du lundi au vendredi pendant 2 semaines = 12 × 5 × 2 = 120 heures de travail pendant les vacances auxquelles j'ajoute 2 heures de travail journalier du lundi au vendredi pendant 3 semaines, soit 2 × 5 × 3 = 30 heures de travail effectué sur 3 semaines = 150 heures de travail effectuées sur 5 semaines : le compte est bon pour ce semestre mais à quel prix ! Est-ce tenable ?*

Attention cependant, car les partiels de l'université se situent parfois 2 à 3 semaines avant la fin du semestre !

Le rétroplanning des semestres 3 et 4 : trois, deux, un...

Voici un rétroplanning de 20 semaines (S1 à S20) correspondant à votre semestre 3 ou 4. Les couleurs sont placées à titre indicatif afin de vous aider à programmer toutes les étapes nécessaires avant vos « révisions ».

Planifiez votre travail par semaine : rattrapez et travaillez les contenus des cours auxquels vous n'avez pas pu assister dans cet intervalle hebdomadaire, sans prendre de retard.

3) Fixez-vous des objectifs avec des échéances précises

2) Respectez-les !

1) Cochez la case correspondante : vous aurez la satisfaction de constater votre progression.

Le rétroplanning des semestres 3 et 4

			S1	S2	S3	S4	S5	S6	S7	S8	S9	S10	S11	S12	S13	S14	S15	S16	S17	S18	S19	S20
1. J'ai **relu et trié** mes cours par UE et par compétences	S3	UE 2.5																				
		UE 2.8																				
		UE 2.11																				
	S4	UE 2.7																				
2. J'ai **associé** chaque cours à l'un des contenus et **fait les liens** avec les objectifs de l'UE	S3	UE 2.5																				
		UE 2.8																				
		UE 2.11																				
	S4	UE 2.7																				
3. J'ai **mémorisé** par cœur les informations et je suis capable de définir l'objet du cours	S3	UE 2.5																				
		UE 2.8																				
		UE 2.11																				
	S4	UE 2.7																				

Le rétroplanning des semestres 3 et 4

			S1	S2	S3	S4	S5	S6	S7	S8	S9	S10	S11	S12	S13	S14	S15	S16	S17	S18	S19	S20
4. J'ai **identifié** à quoi sert l'objet, de quelle façon il est utilisé, pourquoi et dans quel contexte	**S3**	UE 2.5																				
		UE 2.8																				
		UE 2.11																				
	S4	UE 2.7																				
5. Je suis capable d'**utiliser** cet objet dans ma **pratique de soins**	**S3**	UE 2.5																				
		UE 2.8																				
		UE 2.11																				
	S4	UE 2.7																				
6. Je suis capable de **mesurer les écarts** entre une situation appropriée et une situation problématique	**S3**	UE 2.5																				
		UE 2.8																				
		UE 2.11																				
	S4	UE 2.7																				
7. Je me suis **entraîné** à répondre à des questions	**S3**	UE 2.5																				
		UE 2.8																				
		UE 2.11																				
	S4	UE 2.7																				

Utilisez au maximum votre livre

Les questions proposées par unité d'enseignement (UE) balayent l'ensemble des contenus définis dans l'arrêté de formation.

Pour chaque UE, vous trouverez deux parties :

- « Testez-vous » : cette partie (d'une vingtaine de questions) permet de faire une auto-évaluation de votre niveau. Pour chacune des questions posées, il est indiqué s'il est attendu une ou plusieurs réponses. En fonction de vos résultats, ne passez pas à la partie suivante, retravaillez vos cours pour acquérir un meilleur niveau de compétence avant l'entraînement. Au besoin, vous pouvez à nouveau réaliser le test ;
- « Entraînez-vous » : cette partie vous prépare à répondre à des formulations de questions différentes tout en testant vos connaissances. Ici, le nombre de réponses attendues n'est pas forcément indiqué.

Pour une meilleure préparation aux examens, inscrivez vos réponses directement sur l'ouvrage. Si vous devez retravailler certaines parties à l'intérieur desquelles vous avez réalisé des erreurs (test et/ou entraînement), utilisez des couleurs différentes à chaque fois : cela vous permettra de savoir où vous vous êtes arrêté, mais surtout d'évaluer votre progression entre deux séances de travail.

Ce livre, par son format, est facilement transportable ; il ne faut donc pas hésiter à l'emporter partout avec soi.

Bon entraînement !

CHAPITRE 2

UE 2.5 – Processus inflammatoires et infectieux

PRÉREQUIS

Testez votre niveau sur les prérequis

▶ UE 2.10 du semestre 1 – Infectiologie et hygiène

Dans cet enseignement, les objectifs sont de décrire les mécanismes d'action des agents infectieux et d'identifier les règles d'hygiène utilisées dans les établissements de soins et d'en argumenter l'usage.

Cette unité d'enseignement fait partie des fondements de connaissances à avoir avant d'aborder les processus pathologiques. Aussi, nous vous conseillons de revoir vos notes de cours.

▶ UE 2.1 du semestre 1 – Biologie fondamentale

Les objectifs de cet enseignement sont d'identifier le vivant et ses caractéristiques, de développer une vision intégrée des niveaux d'organisation de la cellule à l'organisme, de s'approprier des connaissances de base en biologie cellulaire et moléculaire et de faire le lien entre des connaissances biologiques et les notions d'homéostasie, de maladie, ou de thérapeutique.

1 – Indiquez la bonne réponse. Les enzymes sont :

- ☒ a. des protéines
- ☐ b. des lipides
- ☐ c. des glucides
- ☐ d. des stéroïdes
- ☐ e. des hormones

2 – Indiquez la bonne réponse. Que signifie ADN ?

- ☐ a. Agence don en nature
- ☐ b. Ardèche Drôme numérique
- ☐ c. Activité découverte et nature
- ☒ d. Acide désoxyribonucléique
- ☐ e. Acide décanoïque

3 – Indiquez la bonne réponse. Une synapse est :

- ☐ a. une jonction fonctionnelle entre deux os coxaux
- ☐ b. une jonction fonctionnelle entre deux chromosomes

☐ c. une jonction fonctionnelle entre deux articulations mobiles
☐ d. une jonction fonctionnelle entre deux acides aminés
☒ e. une jonction fonctionnelle entre deux neurones

4 – Indiquez les bonnes réponses. Concernant la vie des cellules :

☒ a. les cellules baignent dans le liquide interstitiel
☐ b. les cellules tolèrent les changements de leur milieu
☒ c. l'homéostasie est la propriété des êtres vivants à maintenir leur milieu interne stable
☐ d. les cellules ne communiquent pas avec leur milieu
☐ e. les cellules n'ont pas de noyau

5 – Indiquez les bonnes réponses. Quels sont les principaux peptides d'intérêt biologique ?

☒ a. la pénicilline
☐ b. la carboxyne
☐ c. la mélanine
☒ d. la vasopressine
☒ e. l'insuline

6 – Indiquez les bonnes réponses. Concernant les propriétés des organes :

☒ a. la plupart des organes contiennent plusieurs types de tissus
☒ b. la disposition des types de tissus détermine la structure de l'organe
☒ c. la disposition des types de tissus ne détermine pas les capacités fonctionnelles de l'organe
☐ d. les cellules épithéliales forment des membranes qui tapissent les surfaces internes et externes des organes
☐ e. les organes peuvent être composés d'un seul tissu

7 – Indiquez la bonne réponse. Le taux de sodium dans le sang s'appelle :

☐ a. la glycémie
☒ b. la natrémie
☐ c. la calcémie
☐ d. la kaliémie
☐ e. la créatininémie

8 – Indiquez les bonnes réponses.

☐ a. Les astrocytes sont des glyocytes
☐ b. Les oligodendrocytes sont des glyocytes
☒ c. Les épendymocytes sont des glyocytes
☒ d. Les microglies sont des glyocytes
☐ e. Les mastocytes sont des glyocytes

9 – Indiquez la bonne réponse. À propos de la mesure du pH du plasma sanguin humain :

- ☐ a. elle révèle un état plutôt très acide
- ☒ b. elle révèle un état plutôt neutre
- ☐ c. elle révèle un état plutôt très alcalin
- ☐ d. un déséquilibre de ses normes n'a aucune incidence sur l'organisme
- ☐ e. le pH du plasma sanguin ne se mesure pas

10 – Indiquez les bonnes réponses. Le neurone se caractérise par :

- ☒ a. sa capacité de communiquer grâce à des synapses
- ☐ b. son appartenance aux cellules du tissu sanguin
- ☐ c. son appartenance aux cellules du tissu conjonctif
- ☒ d. la présence de dendrites
- ☒ e. la présence d'un axone

Réponses aux prérequis

Le barème :

- Toutes les réponses sont conformes : 1 point
- 1 réponse non conforme : 0,5 point
- 2 réponses non conformes : 0,3 point
- 3 ou plus de réponses non conformes : 0 point

Question	Réponse	Points obtenus
1	a.	
2	d.	
3	e.	
4	a. – c.	
5	a. – d. – e.	
6	a. – b. – c.	
7	b.	
8	c. – d.	
9	b.	
10	a. – d. – e.	
TOTAL		

Vous avez obtenu moins de 5/10 au test : vous devez réviser vos cours et refaire une séance d'entraînement (voir *Validez votre semestre 1 en IFSI en 650 questions corrigées*, par J. Chevillotte. 2014, 208 pages).

Vous avez obtenu plus de 5/10 au test : testez votre niveau sur les processus inflammatoires et infectieux avant de débuter l'entraînement.

OBJECTIFS/CONTENU DE L'UE

Objectifs de l'unité d'enseignement[2]

- Expliquer les mécanismes physiopathologiques de l'infection et de l'inflammation
- Expliquer les principes de l'immunologie
- Décrire les signes, les risques, les complications et les thérapeutiques des pathologies étudiées
- Expliquer les liens entre les processus pathologiques et les moyens de prévention et de protection

Éléments de contenu

- Les pathologies infectieuses chez l'homme, les infections émergentes, réémergentes, nosocomiales, etc.
- Les moyens et modes de détection d'un agent infectieux chez l'hôte : examens biologiques, prélèvements, signes cliniques de l'infection, etc.
- La prévention des infections : la notion d'immunité, les sérums, vaccins, comportements adéquats
- Les facteurs d'évolution des maladies infectieuses dans le monde : déplacements de population, accessibilité des vaccinations, liaisons entre maladies infectieuses et sociologie des populations, mesures internationales de prévention et de protection, endémies, pandémies
- Le traitement des infections : isolement, éviction, mise en condition, antibiothérapie, anti-inflammatoires
- Les liaisons entre les agents infectieux et les processus pathologiques, les problèmes de santé ou les pathologies, et leurs traitements
- La traçabilité obligatoire dans le domaine des maladies infectieuses : déclaration, rôle des acteurs et des structures de santé

Les pathologies ou problèmes de santé étudiés au cours de la formation sont énumérés ci-dessous ; d'autres peuvent être ajoutés.

- VIH, sida
- Hépatites à VHB et VHC
- Infections communautaires : respiratoires, urinaires, méningées, ostéoarticulaires, cutanées, septicémies, etc.
- Pathologies réémergentes : tuberculose, etc.
- Grippe

---

2. Auteurs référents : Laurence Francis, Noëlle Massieye.

TESTEZ-VOUS

Testez vos connaissances

1 – Indiquez la bonne réponse. Les maladies infectieuses :

- ☐ a. sont en voie d'être maîtrisées dans le monde
- ☒ b. constituent une des principales causes de morbidité et de mortalité dans le monde
- ☐ c. sont en nette diminution dans les pays développés
- ☐ d. sont en nette diminution dans les pays en voie de développement
- ☐ e. sont en augmentation dans les pays développés

2 – Indiquez les bonnes réponses. Les maladies à déclaration obligatoire sont :

- ☒ a. le chikungunya
- ☒ b. la légionellose
- ☒ c. l'infection invasive à méningocoque
- ☒ d. la suspicion de maladie de Creutzfeldt-Jakob
- ☐ e. la grippe

3 – Indiquez la bonne réponse. Les vaccins constituent :

- ☒ a. avec l'amélioration des mesures d'hygiène et l'assainissement de l'eau, une des avancées les moins coûteuses dans la prévention de la mortalité et de la morbidité liées aux maladies infectieuses
- ☐ b. avec l'amélioration des mesures d'hygiène et l'assainissement de l'eau, une des avancées les plus coûteuses dans la prévention de la mortalité et de la morbidité liées aux maladies infectieuses
- ☐ c. avec l'amélioration des mesures d'hygiène et l'assainissement de l'eau, la découverte des antibiotiques, une des avancées les moins coûteuses dans la prévention de la mortalité et de la morbidité liées aux maladies infectieuses
- ☐ d. avec l'amélioration des transports, une des avancées les plus coûteuses dans la prévention de la mortalité et de la morbidité liées aux maladies infectieuses
- ☐ e. avec l'amélioration des mesures d'hygiène, la stérilisation et l'assainissement de l'eau, une des avancées les moins coûteuses dans la prévention de la mortalité et de la morbidité liées aux maladies infectieuses

4 – Indiquez les bonnes réponses. Une infection nosocomiale :

- ☐ a. est toujours diagnostiquée à l'hôpital
- ☒ b. peut être une infection du site opératoire
- ☐ c. survient chez les patients immunodéprimés
- ☒ d. est contractée dans les structures de santé
- ☒ e. peut être infection urinaire après sondage

5 – Indiquez la bonne réponse. La transmission du virus VIH est de 80 % lors :

- ☐ a. des rapports sexuels
- ☐ b. l'accouchement
- ☐ c. l'allaitement
- ☐ d. les infections sexuellement transmissibles
- ☐ e. la transfusion sanguine

6 – Indiquez les bonnes réponses. Les complications d'une otite moyenne aiguë sont :

- ☐ a. la mastoïdite
- ☐ b. la paralysie faciale
- ☐ c. la méningite
- ☐ d. les vertiges
- ☐ e. la rhinopharyngite

7 – Indiquez la bonne réponse. Toutes les pathologies sont d'origine fongique sauf une. Laquelle ?

- ☐ a. la candidose
- ☐ b. la tuberculose
- ☐ c. l'aspergillose
- ☐ d. la cryptococcose
- ☐ e. l'intertrigo

8 – Indiquez les bonnes réponses. Les signes de gravité de la méningite sont :

- ☐ a. le purpura extensif
- ☐ b. le coma profond
- ☐ c. l'hypervigilance
- ☐ d. l'hypertension artérielle
- ☐ e. les troubles des fonctions supérieures

9 – Indiquez les bonnes réponses. Les signes du neuropaludisme sont :

- ☐ a. le coma
- ☐ b. l'hyperthermie
- ☐ c. l'hépatomégalie
- ☐ d. les signes méningés
- ☐ e. le dérèglement des enzymes pancréatiques

10 – Indiquez la bonne réponse. L'endocardite est une infection :

- ☐ a. du parenchyme pulmonaire
- ☐ b. du péritoine
- ☐ c. de l'endocarde valvulaire
- ☐ d. de l'endomètre
- ☐ e. du système nerveux central

11 – Indiquez la bonne réponse. En France, la grippe est responsable de :

☐ a. 1000 à 3000 décès/an
☐ b. 3500 à 5500 décès/an
☐ c. 6000 à 8000 décès/an
☐ d. 8500 à 9500 décès/an
☐ e. 10 000 à 20 000 décès/an

12 – Indiquez les bonnes réponses. Concernant l'hygiène de la peau et des muqueuses :

☐ a. l'utilisation de solutions hydroalcooliques élimine la totalité de la flore résidente
☐ b. le port de gants dispense de l'utilisation de solution hydroalcoolique
☐ c. l'application d'antibiotique peut sélectionner des bactéries résistantes
☐ d. la présence de staphylocoque coagulase négative (*Staphylococcus epidermidis*) ou de *Propionibacterium* est pathologique
☐ e. des staphylocoques dorés peuvent résider dans les fosses nasales antérieures

13 – Indiquez les bonnes réponses. Le virus de l'herpès simplex HSV1 est responsable d'infections :

☐ a. orales
☐ b. génitales
☐ c. oculaires
☐ d. cérébrales
☐ e. respiratoires

14 – Indiquez la bonne réponse. En France, la tuberculose :

☐ a. est une affection de longue durée (ALD 30)
☐ b. se transmet principalement d'homme à homme
☐ c. se transmet par une bactérie : le bacille de Koch
☐ d. est prévenue par une intradermoréaction à la tuberculine
☐ e. a une localisation pulmonaire à 80 %

15 – Indiquez les bonnes réponses. Les signes cliniques évocateurs d'une infection urinaire sont :

☐ a. une pollakiurie
☐ b. une polydipsie
☐ c. des brûlures mictionnelles
☐ d. des impériosités
☐ e. une dysurie

16 – Indiquez la bonne réponse. Le délai d'incubation de la grippe est de :

☐ a. 12 à 18 heures
☐ b. 24 à 48 heures
☐ c. 72 à 96 heures

☐ d. 120 à 144 heures

☐ e. 168 à 192 heures

17 – Indiquez la bonne réponse. L'agent infectieux principalement responsable de l'endocardite est :

☐ a. des virus

☐ b. des parasites

☐ c. des bactéries

☐ d. des champignons

☐ e. des prions

18 – Indiquez la bonne réponse. Les éléments suivants sont en faveur d'un diagnostic de l'infection par le VIH sauf un. Indiquez lequel.

☐ a. Les anticorps apparaissent en moyenne 3 semaines après la contamination.

☐ b. Les tests ELISA mixtes détectent à la fois les anticorps anti-VIH-1 et anti-VIH-2.

☐ c. La confirmation de la séropositivité s'effectue par Western Blot.

☐ d. Le diagnostic chez le nouveau-né repose sur la mise en évidence des anticorps.

☐ e. La mesure de l'ARN VIH plasmatique est le meilleur marqueur de la réplication virale.

19 – Indiquez les bonnes réponses. Les contre-indications de la vaccination sont :

☐ a. le sujet immunodéprimé

☐ b. la personne âgée de plus de 70 ans

☐ c. la femme enceinte

☐ d. les allergies

☐ e. le nourrisson

Infestat° parasitaire causée par certaine forme de champignon

20 – Indiquez la bonne réponse. Les aspergilloses sont dues à :

☐ a. un parasite

☐ b. un virus

☐ c. une bactérie

☐ d. un champignon

☐ e. un prion

Bilan du test

Le barème :

- Toutes les réponses sont conformes : 1 point
- 1 réponse non conforme : 0,5 point
- 2 réponses non conformes : 0,3 point
- 3 ou plus de réponses non conformes : 0 point

Questions	Réponses	Points obtenus
1	b.	
2	a. – b. – c. – d.	
3	a.	
4	b. – d. – e.	
5	b.	
6	a. – b. – c.	
7	b.	
8	a. – b. – e.	
9	a. – c. – d.	
10	c.	
11	c.	
12	c. – e.	
13	a. – c. – d.	
14	d.	
15	a. – c. – d. – e.	
16	b.	
17	c.	
18	d.	
19	a. – c. – d.	
20	d.	
TOTAL		

Vous avez moins de 7/20 : l'essentiel n'est pas maîtrisé. Révisez vos cours avant de commencer l'entraînement.

Vous avez entre 7 et 10/20 : il faut poursuivre vos efforts. Vous avez déjà acquis certaines notions, mais celles-ci doivent être renforcées. Révisez les thèmes sur lesquels vous avez perdu des points avant de commencer l'entraînement.

Vous avez entre 11 et 15/20 : consolidez vos acquis. Vous êtes presque prêt ; poursuivez vos efforts en vous entraînant.

Vous avez plus de 15/20 : bravo ! Continuez à vous entraîner pour être au top le jour J !

ENTRAÎNEZ-VOUS

Entraînez-vous aux QCM

Consignes : une ou plusieurs bonnes réponses sont attendues pour l'ensemble des questions.

1 – La première cause de décès par an et dans le monde est :

- ☒ a. l'infection à pneumocoque
- ☐ b. le paludisme
- ☐ c. la tuberculose

- ☐ d. le VIH
- ☐ e. le rotavirus

2 – Parmi les infections à déclarations obligatoires, vous retenez :

- ☐ a. la tuberculose
- ☐ b. la rage
- ☐ c. la rougeole
- ☐ d. le paludisme
- ☐ e. la coqueluche

3 – Chez un patient VIH positif, les critères qui vont indiquer la mise en route d'un traitement antirétroviral sont :

- ☐ a. le nombre de lymphocytes CD4
- ☐ b. le taux de CRP
- ☐ c. la charge virale
- ☐ d. l'infection opportuniste
- ☐ e. l'âge du patient

4 – La vaccination :

- ☐ a. constitue un moyen très efficace de prévention des infections
- ☐ b. permet de « casser » la chaîne de transmission des germes
- ☐ c. protège même les personnes qui n'ont pas été vaccinées
- ☐ d. affaiblit le système immunitaire à long terme
- ☐ e. a permis l'éradication de la variole

5 – Lors d'un accident d'exposition au sang (AES) avec effraction cutanée, la procédure indique de :

- ☐ a. faire saigner la plaie
- ☐ b. nettoyer la plaie à l'eau et au savon
- ☐ c. nettoyer la plaie avec un antiseptique alcoolique
- ☐ d. faire tremper le doigt dans l'eau de Javel diluée pendant 5 minutes
- ☐ e. faire tremper le doigt dans l'eau de Javel diluée pendant 15 minutes

6 – Les micro-organismes responsables de 80 % des infections associées aux soins sont :

- ☐ a. commensaux
- ☐ b. saprophytes
- ☐ c. pathogènes stricts
- ☐ d. communautaires
- ☐ e. multirésistants

7 – À propos des infections d'origine virale, vous retenez :

- ☐ a. la brucellose
- ☐ b. l'hépatite C
- ☐ c. les oreillons

- ☐ d. le paludisme
- ☐ e. l'herpès

8 – Concernant les infections sexuellement transmissibles (IST) :

- ☐ a. chaque année, on dénombre 499 millions de nouvelles IST
- ☐ b. certaines IST sont asymptomatiques
- ☐ c. les IST sont la principale cause évitable de stérilité, en particulier chez la femme
- ☐ d. chaque année, on dénombre 250 millions de nouvelles IST
- ☐ e. la résistance aux médicaments est une menace pour la lutte contre les IST

9 – Les facteurs favorisant l'otite moyenne aiguë sont :

- ☐ a. le reflux gastroduodénal
- ☐ b. la carence martiale
- ☐ c. la vie en collectivité
- ☐ d. une hypotrophie des végétations adénoïdes
- ☐ e. le tabagisme passif

10 – En ce qui concerne les infections d'origine bactérienne, vous retenez :

- ☐ a. le paludisme
- ☐ b. la salmonellose
- ☐ c. le tétanos
- ☐ d. la rougeole
- ☐ e. l'érysipèle

11 – Les principales infections opportunistes du VIH sont :

- ☐ a. l'endocardite
- ☐ b. la rétinite à cytomégalovirus
- ☐ c. la pneumocystose pulmonaire
- ☐ d. la toxoplasmose cérébrale
- ☐ e. le sarcome de Kaposi

12 – La voie de transmission des mycoses peut s'effectuer par :

- ☐ a. l'air
- ☐ b. l'eau
- ☐ c. le sol
- ☐ d. l'homme
- ☐ e. les animaux

13 – Les signes du syndrome méningé sont :

- ☐ a. les céphalées violentes
- ☐ b. la photophobie
- ☐ c. les vomissements
- ☐ d. la fièvre
- ☐ e. la raideur des membres supérieurs

14 – Le pourcentage de transmission du VIH par voie sexuelle est de :

- ☒ a. 75 %
- ☐ b. 55 %
- ☐ c. 10 %
- ☐ d. 30 %
- ☐ e. 95 %

15 – En ce qui concerne les signes du paludisme pernicieux, on retrouve :

- ☐ a. le coma
- ☐ b. l'ictère
- ☐ c. la diarrhée
- ☐ d. l'hyperthermie supérieure à 40 °C
- ☐ e. l'hépatosplénomégalie

16 – À propos des examens diagnostiques de l'endocardite, vous retenez :

- ☐ a. la radiographie thoracique
- ☐ b. les hémocultures
- ☐ c. l'échographie cardiaque
- ☐ d. l'électrocardiogramme
- ☐ e. la numération formule sanguine

17 – L'initiation d'un traitement antirétroviral est indiquée lorsque le taux de lymphocytes TCD_4 est de :

- ☐ a. $< 600/mm^3$
- ☐ b. $< 500/mm^3$
- ☐ c. $< 400/mm^3$
- ☐ d. $< 300/mm^3$
- ☐ e. $< 1500/mm^3$

18 – Les microbes les plus fréquemment impliqués dans les infections cutanées sont :

- ☐ a. l'*Escherichia coli*
- ☐ b. le *Streptococcus*
- ☐ c. le *Pseudomonas*
- ☐ d. le *Staphylococcus*
- ☐ e. l'*Acinetobacter*

19 – Parmi les infections d'origine virale, on retrouve :

- ☐ a. le syndrome de l'immunodéficience acquise
- ☐ b. la candidose
- ☐ c. l'hépatite B
- ☐ d. la toxoplasmose
- ☐ e. la rubéole

20 – Les modes de transmission de l'agent pathogène responsable de la grippe sont :

- ☐ a. la voie respiratoire
- ☐ b. la voie aéroportée
- ☐ c. le contact direct
- ☐ d. le contact indirect
- ☐ e. la voie animalière

21 – Concernant les primo-infections au VIH :

- ☐ a. le délai de détection par test ELISA est de 6 semaines
- ☐ b. l'antigénémie P24 peut apparaître positive vers le 16e jour et persister une dizaine de jours
- ☐ c. le test de Western Blot implique l'apparition des anticorps anti-VIH et, donc, une attente d'au minimum 3 à 4 semaines
- ☐ d. le test de Western Blot implique l'apparition des anticorps anti-VIH et, donc, une attente d'au minimum 7 à 8 semaines
- ☐ e. la charge virale plasmatique est détectable environ 10 jours après la contamination, avec un pic vers le 20e ou 21e jour

22 – Dans les signes de l'infection au virus d'Epstein-Barr (EBV), on retrouve :

- ☐ a. une asthénie
- ☐ b. une hypothermie
- ☐ c. une hépatomégalie
- ☐ d. une adénopathie cervicale
- ☐ e. une splénomégalie

23 – À propos de la voie de transmission d'un micro-organisme :

- ☐ a. elle est unique (un micro-organisme = 1 voie de transmission)
- ☐ b. elle est multiple (un micro-organisme = plusieurs voies de transmission)
- ☐ c. elle permet de mettre en place les mesures barrières pour éviter la transmission
- ☐ d. à chaque voie de transmission correspondent des mesures barrières
- ☐ e. la voie de transmission permet d'identifier le micro-organisme

24 – Le VIH est présent dans :

- ☐ a. le sang
- ☐ b. la salive
- ☐ c. le sperme
- ☐ d. les sécrétions vaginales
- ☐ e. le lait maternel

25 – Les moyens de surveillance nationale des maladies transmissibles sont :

- ☐ a. l'obligation de déclarer la maladie
- ☐ b. par des centres nationaux de référence

- ☐ c. par les réseaux « sentinelles »
- ☐ d. une surveillance de toutes les infections dites communautaires
- ☐ e. une surveillance des infections nosocomiales

26 – Un patient infecté par le VIH risque de faire une maladie opportuniste lorsque son taux de lymphocytes TCD_4 est :

- ☐ a. < 600/mm^3
- ☐ b. < 500/mm^3
- ☐ c. < 400/mm^3
- ☐ d. < 200/mm^3
- ☐ e. < 50/mm^3

27 – La mortalité et les formes graves des maladies infectieuses ont considérablement régressé au cours du XXe siècle dans les pays développés. Les mesures ayant contribué à cette régression sont :

- ☐ a. l'amélioration de l'hygiène générale, de la qualité de l'eau, de l'environnement, de l'habitat, de l'alimentation
- ☐ b. les vaccinations, les antibiotiques, l'asepsie, l'antisepsie, la stérilisation, le matériel à usage unique, l'amélioration de la qualité et de l'organisation des soins
- ☐ c. la surveillance épidémiologique humaine et animale
- ☐ d. les programmes de santé publique dans un contexte international
- ☐ e. l'amélioration des transports

28 – Les signes fonctionnels évoquant une infection sexuellement transmissible sont :

- ☐ a. les leucorrhées
- ☐ b. les dysménorrhées
- ☐ c. les métrorragies
- ☐ d. les douleurs pelviennes
- ☐ e. une dyspareunie

29 – Les signes cliniques d'une rhinopharyngite sévère sont :

- ☐ a. des rhinorrhées purulentes
- ☐ b. des céphalées
- ☐ c. une hyperthermie
- ☐ d. une toux
- ☐ e. des expectorations purulentes

30 – La transmission de la gale est :

- ☐ a. interhumaine, directe par contact cutané
- ☐ b. de l'animal à l'homme, directe par contact avec les animaux
- ☐ c. interhumaine, indirecte par linge contaminé
- ☐ d. de l'animal à l'homme, indirecte par surface contaminée
- ☐ e. interhumaine, indirecte par surface contaminée

31 – L'examen d'investigation du syndrome méningé est :

- ☐ a. le scanner cérébral
- ☐ b. l'IRM cérébrale
- ☐ c. la ponction lombaire
- ☐ d. l'électroencéphalogramme
- ☐ e. l'hémoculture

32 – Le suivi de l'évolution de l'infection du VIH repose sur :

- ☐ a. une amélioration de l'état général
- ☐ b. une reprise de poids
- ☐ c. une charge virale indétectable
- ☐ d. l'apparition de troubles digestifs
- ☐ e. une lipohypertrophie

33 – Le paludisme d'importation en France concerne essentiellement :

- ☐ a. les hommes
- ☐ b. les femmes
- ☐ c. les personnes de retour d'un séjour en Afrique de l'Ouest
- ☐ d. les personnes de retour d'un séjour en Inde
- ☐ e. les personnes de retour d'un séjour en Argentine

34 – En ce qui concerne les caractéristiques de la douleur thoracique et de la péricardite, on retrouve :

- ☐ a. une absence d'irradiation
- ☐ b. des brûlures
- ☐ c. des douleurs constrictives
- ☐ d. des douleurs à l'effort
- ☐ e. des douleurs rétrosternales

35 – En ce qui concerne les infections graves nécessitant une prise en charge en urgence, vous retenez :

- ☐ a. la méningite
- ☐ b. le purpura fulminans
- ☐ c. l'angine
- ☐ d. le paludisme
- ☐ e. l'otite

36 – Ce sont des modes de transmission du VIH sauf un. Indiquez lequel.

- ☐ a. la voie sexuelle
- ☐ b. la voie sanguine
- ☐ c. la voie alimentaire
- ☐ d. la voie maternofœtale
- ☐ e. la transfusion sanguine

37 – Concernant l'érysipèle :

- ☐ a. elle touche le derme et l'hypoderme
- ☐ b. elle est fréquemment due à des staphylocoques
- ☐ c. la porte d'entrée est souvent une piqûre
- ☐ d. elle est favorisée par l'obésité
- ☐ e. elle justifie des prélèvements bactériologiques

38 – Parmi les signes respiratoires associés à la grippe, on retrouve :

- ☐ a. des rhinorrhées
- ☐ b. une polypnée
- ☐ c. une dysphagie
- ☐ d. une dysphonie
- ☐ e. une dyspnée

39 – À propos des principaux signes de la tuberculose pulmonaire commune non compliquée, vous retenez :

- ☐ a. l'asthénie
- ☐ b. la fièvre
- ☐ c. la toux
- ☐ d. les expectorations purulentes
- ☐ e. les sueurs nocturnes

40 – En ce qui concerne les facteurs de risque des infections urinaires communautaires, vous retenez :

- ☐ a. l'absence d'activité sexuelle
- ☐ b. le diabète
- ☐ c. la modification de la flore vaginale
- ☐ d. la courte distance anus–urètre chez la femme
- ☐ e. l'anomalie de l'arbre urinaire

41 – La vaccination :

- ☐ a. consiste à introduire une préparation antigénique dérivée ou une copie synthétique de l'agent infectieux chez l'individu
- ☐ b. permet de créer une réponse immunitaire capable de protéger l'individu contre les aléas de l'infection naturelle
- ☐ c. consiste à introduire une préparation antigénique inactive de l'agent infectieux chez l'individu
- ☐ d. permet à l'organisme humain de reconnaître une structure endogène et de la mémoriser
- ☐ e. permet à l'organisme humain de reconnaître une structure exogène et de la mémoriser de manière à réagir plus vite que l'infection naturelle

42 – Les infections associées aux soins (IAS) incluent :

- ☐ a. toutes les infections nosocomiales
- ☐ b. les infections acquises en hospitalisation à domicile

☐ c. les infections acquises en établissement d'hébergement de personnes âgées dépendantes (EHPAD)
☐ d. les infections acquises en crèche ou à la garderie
☐ e. les infections qui surviennent dans les 10 jours suivant une intervention

43 – Les réservoirs de micro-organismes sont :
☐ a. les patients
☐ b. les soignants
☐ c. les animaux
☐ d. les aliments
☐ e. le sol

44 – Parmi les facteurs de risque des infections sexuellement transmissibles (IST), on retrouve :
☐ a. la précocité de la vie sexuelle
☐ b. la prostitution
☐ c. la vie carcérale
☐ d. l'existence d'une première IST
☐ e. le niveau socioéconomique élevé

45 – Dans les maladies fongiques, vous incluez :
☐ a. l'aspergillose
☐ b. la toxoplasmose
☐ c. les cryptococcoses
☐ d. la légionellose
☐ e. la candidose

46 – Le parasite du paludisme responsable de 80 % des infections est :
☐ a. *Plasmodium falciparum*
☐ b. *Plasmodium vivax*
☐ c. *Plasmodium ovale*
☐ d. *Plasmodium malariae*
☐ e. *Plasmodium difficile*

47 – En ce qui concerne les examens d'exploration de la péricardite, on retrouve :
☐ a. la radiographie thoracique
☐ b. l'échographie cardiaque
☐ c. le scanner thoracique
☐ d. l'IRM thoracique
☐ e. l'électrocardiogramme

48 – Dans les signes cliniques du zona, on retrouve :
☐ a. une éruption cutanée
☐ b. une douleur aiguë

☐ c. une décharge électrique
☐ d. une atteinte de la paume des mains et des plantes des pieds
☐ e. un prurit

49 – À propos des signes présents sur une infection de jambe évoquant une dermohypodermite nécrosante, vous retenez la présence :

☐ a. de zones livides ou grisâtres
☐ b. d'un œdème
☐ c. de douleurs intenses
☐ d. de décollement bulleux
☐ e. d'une rougeur uniforme

50 – La transmission du virus de la varicelle s'effectue par :

☐ a. la voie respiratoire
☐ b. l'eau
☐ c. la voie alimentaire
☐ d. la voie cutanée
☐ e. le sol

51 – La prévention de la contamination par le virus de la grippe repose sur :

☐ a. le lavage des mains
☐ b. le port de gant
☐ c. la restriction des sorties en public
☐ d. le port de masque
☐ e. la vaccination

52 – Parmi les affections contagieuses par voie orofécale, on retrouve :

☐ a. le paludisme
☐ b. la syphilis
☐ c. l'hépatite A
☐ d. l'hépatite C
☐ e. la salmonellose

53 – Le cytomégalovirus (CMV) :

☐ a. infecte les globules blancs
☐ b. infecte les globules rouges
☐ c. infecte les plaquettes
☐ d. persiste de façon définitive et latente
☐ e. est transitoire

54 – L'immunité naturelle :

☐ a. est non spécifique
☐ b. est immédiate

☐ c. ne s'améliore pas dans le temps
☐ d. s'améliore dans le temps
☐ e. est utilisable en prévention et en traitement

55 – Concernant la réponse vaccinale :

☐ a. la réponse primaire est observée après la primovaccination
☐ b. la réponse secondaire est observée après un rappel (mémoire immunologique)
☐ c. la réponse primaire est observée après un rappel
☐ d. la réponse secondaire est observée après la primovaccination
☐ e. la réponse immunitaire spécifique déclenchée par le vaccin permet la présence de cellules mémoires (lymphocytes B et T) permettant une réaction immunitaire rapide

56 – L'infection nosocomiale la plus rencontrée est :

☐ a. l'infection pulmonaire
☐ b. l'infection urinaire après sondage bref
☐ c. la bactériémie sur cathéter
☐ d. l'infection du site opératoire
☐ e. l'infection sur brûlure

57 – En ce qui concerne les infections sexuellement transmissibles les plus fréquentes, vous retenez :

☐ a. la gonorrhée
☐ b. la syphilis
☐ c. le chancre mou
☐ d. la trichomonase
☐ e. l'infection à *Chlamydia*

58 – Dans les signes cliniques du zona, on retrouve :

☐ a. une éruption vésiculaire
☐ b. une atteinte des paumes des mains et plantes des pieds
☐ c. un prurit
☐ d. une décharge électrique
☐ e. une douleur aiguë

59 – Les signes locaux suivants sont présents lors d'une inflammation sauf un. Indiquez lequel.

☐ a. un érythème
☐ b. une rougeur
☐ c. une chaleur
☐ d. une douleur
☐ e. un œdème

60 – Concernant une dermohypodermite sans gravité (érysipèle) :

☐ a. les membres inférieurs sont le siège le plus fréquent de l'infection
☐ b. il y a habituellement du pus à prélever
☐ c. la douleur est traitée par anti-inflammatoire
☐ d. la présence de cyanose ou d'hypoesthésie est un signe de gravité
☐ e. la bactérie la plus fréquente est le streptocoque

61 – Le virus de l'herpès simplex HSV2 est responsable :

☐ a. d'ulcérations génitales
☐ b. d'adénopathie inguinale
☐ c. d'adénopathie axillaire
☐ d. de dysphagie
☐ e. de dysurie

62 – La grippe pandémique :

☐ a. s'étend à l'échelle nationale
☐ b. s'étend à l'échelle mondiale
☐ c. est favorisée par les moyens de transport
☐ d. présente un taux de mortalité très élevé
☐ e. est favorisée par le réservoir animal

63 – Quels diagnostics de l'infection au VIH s'effectuent avec le bilan biologique ?

☐ a. l'antigène P24
☐ b. les tests combinés mixtes VIH1–VIH2
☐ c. le Western Blot
☐ d. le TPHA–VDRL
☐ e. la PCR (charge virale)

64 – Lisez les propositions suivantes et cochez la(les) bonne(s) réponse(s).

1. Le bilan bactériologique de la tuberculose s'effectue par la recherche de bacilles alcoolorésistants (BAAR) à l'examen microscopique et à la culture.

2. La radiographie pulmonaire est obligatoire, y compris dans les formes extra-pulmonaires pour tous les patients suspectés ou diagnostiqués porteurs de la tuberculose.

3. Un examen ophtalmique avec vision des couleurs est prescrit avant la mise en route d'un traitement par éthambutol.

4. Chez toute femme en âge de procréer, une recherche de grossesse est effectuée avant la mise sous traitement par pyrazinamide.

☐ a. seules les propositions 1, 2 et 3 sont vraies
☐ b. seules les propositions 1 et 3 sont vraies
☐ c. seules les propositions 2 et 4 sont vraies
☐ d. seule la proposition 4 est vraie
☐ e. toutes les propositions sont vraies

65 – Le virus responsable de la varicelle et du zona est :

- ☐ a. le HSV1
- ☐ b. le HSV2
- ☐ c. le CMV
- ☐ d. le VZV
- ☐ e. l'EBV

66 – À propos des germes responsables d'une transmission manuportée, vous retenez :

- ☐ a. *Streptococcus pyogenes*
- ☐ b. *Staphylococcus aureus*
- ☐ c. *Escherichia coli*
- ☐ d. *Klebsiella pneumonia*
- ☐ e. le rotavirus

67 – Chez l'homme, les signes de la gonorrhée sont :

- ☐ a. des brûlures urinaires
- ☐ b. un écoulement séreux au niveau du méat
- ☐ c. un chancre
- ☐ d. une hématurie
- ☐ e. des douleurs scrotales

68 – Concernant le VIH en France :

- ☐ a. 152 000 personnes ont été infectées par le VIH en 2008
- ☐ b. il y a eu 7000 à 8000 nouvelles contaminations par an sur la période 2003–2008
- ☐ c. l'épidémie est toujours active, en particulier dans la population des hommes homosexuels
- ☐ d. l'épidémie est toujours active, en particulier dans la population des femmes homosexuelles
- ☐ e. la prise en charge est trop tardive pour une proportion importante des patients

69 – Le virus d'Esptein-Barr (EBV) reste latent dans :

- ☐ a. les lymphocytes T
- ☐ b. les lymphocytes B
- ☐ c. les monocytes
- ☐ d. les polynucléaires neutrophiles
- ☐ e. les polynucléaires basophiles

70 – En ce qui concerne les signes de troubles trophiques au stade IV de l'artériopathie des membres inférieurs, vous retenez :

- ☐ a. une pâleur
- ☐ b. une moiteur

☐ c. une lymphangite
☐ d. une gangrène
☐ e. des ulcérations cutanées

71 – Concernant les infections urinaires :

☐ a. les infections urinaires sont le deuxième site d'infection bactérienne communautaire
☐ b. 40 % des infections liées aux soins sont des infections urinaires
☐ c. l'incidence des infections urinaires augmente chez l'homme après 50 ans
☐ d. l'incidence des infections urinaires diminue chez la femme enceinte
☐ e. une infection urinaire chez l'enfant est souvent le signe d'une malformation urinaire

72 – L'immunité :

☐ a. est la même pour tout le monde
☐ b. est d'un seul type
☐ c. est de deux types
☐ d. est perturbée par la pose d'une perfusion ou d'une sonde urinaire
☐ e. n'est pas innée

73 – Au sein des affections contagieuses par voie respiratoire, on inclut :

☐ a. le VIH
☐ b. la tuberculose pulmonaire
☐ c. la varicelle
☐ d. l'herpès
☐ e. l'hépatite C

74 – Les cellules les plus touchées par le VIH sont :

☐ a. les lymphocytes TCD_4
☐ b. les érythrocytes
☐ c. les macrophages
☐ d. les cellules de la microglie (système nerveux central)
☐ e. les cellules dendritiques

75 – Les signes suivants font partie de la forme clinique classique de la tuberculose pulmonaire sauf un. Indiquez lequel.

☐ a. l'asthénie
☐ b. la fébricule
☐ c. les sueurs nocturnes
☐ d. le tirage
☐ e. la toux

76 – Dans les signes du paludisme grave, on retrouve :

☐ a. une hypervigilance
☐ b. une parasitémie élevée > 4–5 % chez les patients non immuns

☐ c. un ictère avec bilirubine élevée > 50 µmol/l
☐ d. une hyperthermie > 40 %
☐ e. des convulsions

77 – Les signes de gravité d'une hyperthermie sont :
☐ a. une déshydratation
☐ b. une altération de la conscience
☐ c. une fréquence cardiaque > 100
☐ d. une fréquence respiratoire > 24
☐ e. une pression artérielle systolique < 100

Réponses aux QCM

1 – a.
2 – a. – b. – c. – d.
3 – a. – b. – c.
4 – a. – b. – c. – e.
5 – b. – e.
6 – a.
7 – b. – c. – e.
8 – a. – b. – c. – e.
9 – a. – b. – c. – e.
10 – b. – c. – e.
11 – b. – c. – d. – e.
12 – c. – d. – e.
13 – a. – b. – c. – d.
14 – a.
15 – a. – b. – d. – e.
16 – b. – c.
17 – b.
18 – b. – d.
19 – a. – c. – e.
20 – a. – b. – c. – d.
21 – a. – b. – c. – e.
22 – a. – d. – e.
23 – a. – b. – c. – d.
24 – a. – c. – d. – e.
25 – a. – b. – c. – e.
26 – d.
27 – a. – b. – c. – d.
28 – a. – b. – c. – d. – e.

29 – a. – b. – c.
30 – a. – c. – e.
31 – c.
32 – a. – b. – c.
33 – a. – c. – d.
34 – a. – b. – c. – e.
35 – a. – b. – d.
36 – c.
37 – a. – d.
38 – a. – c. – d.
39 – a. – b. – c. – e.
40 – b. – c. – d. – e.
41 – a. – b. – e.
42 – a. – b. – c.
43 – a. – b. – c. – d. – e.
44 – a. – b. – c. – d.
45 – a. – c. – e.
46 – a.
47 – a. – b. – e.
48 – a. – b. – c.
49 – a. – c. – d.
50 – a.
51 – a. – b. – d. – e.
52 – c. – e.
53 – a. – d.
54 – a. – b. – c.
55 – a. – b. – e.
56 – b. (36 %).
57 – a. – b. – d.
58 – a. – d. – e.
59 – a.
60 – a. – d. – e.
61 – a. – c. – e.
62 – b. – c. – d. – e.
63 – a. – b. – c. – e.
64 – e.
65 – d.
66 – b. – c. – d. – e.
67 – a. – d. – e.
68 – a. – b. – c. – d. – e.

69 – b.
70 – a. – c. – d. – e.
71 – a. – b. – c.– e.
72 – c.
73 – b. – c.
74 – a.
75 – d.
76 – b. – c. – d. – e.
77 – a. – b. – d. – e.

Entraînez-vous avec des QROC

1 – Identifiez les risques liés à la ponction lombaire. Expliquez les éléments de surveillance infirmière après une ponction lombaire.

Infection nosocomiale
- céphalée en posit° assise au départ -> cessé
posit° allongé durant 2 heures
- Vomissement
- hydratat° abondante pour favoriser la product° du liqu
- surveillance de la TA, du point de ponct
surveillance retour de pont par pouls
T°

2 – Énoncez les signes cliniques de gravité d'une pneumopathie.

Insuffisance respi aigue
polypnée sup 30/min cyanose, sueur
tirage intercostal, respirat° abdominal
paradoxal
Des signes d'état de choc : marbrure, FC sup à 120
TA inf à 9/5.

3 – Énoncez et expliquez les trois phases d'une infection par le virus du VIH.

4 – Définissez les grands principes de réalisation d'une hémoculture.

- lavage des mains ou sha
- gants stérile et un masque au dernier moment
- préparat° cutané en 4 temps du patient
- réalisat° du prélèvement en prélevant en 1er aérobie puis anaérobie.

Le bon doit comporter l'heure du prélèvement, N° de l'hémoc, la T° du patient, et le TTT antibiotique si sous ATB

5 – Définissez ce qu'est un micro-organisme et citez les différents micro-organismes responsables d'une infection.

É vivant invisible à l'œil nu, peut s'agir d'un virus, d'une bactérie, d'un parasite, d'un champignon.

6 – Expliquez les deux types de transmission des micro-organismes.

direct Par contact : homme à homme, voie aérienne, contact cutané, voie sexuelle, sanguine, mère à son fœtus

indirect = animal, ou élément de l'environnement (eau, air, sol, aliment ou encore objet

7 – Citez et expliquez brièvement les différentes étapes successives du mécanisme inflammatoire.

Les manifestat° locales de l'inflammat° sont l'enchainement de phénomènes immunitaires

1- Dilatat° des vaisseaux on retrouve des signes rougeur, chaleur, tuméfact° et douleur

2- migrat° des leuco des vaisseaux vers les tissus

3- phagocytose (processus cellulaire par lequel les M-O sont détruit par les leuco)

4- la réparat° tissulaire ou cicatrisat°.

8 – Définissez les termes : infection, sepsis, bactériémie.

→ Inf: présence de M-O chez un hôte et de signe clinique ou symptôme (fièvre, dlrs, CRP ↗, leuco ↗ ...)

→ Sepsis = infect° générale de l'organisme par des agents pathogènes.

→ bactériémie : c'est le passage le + souvent transitoire de la bactérie ds la circulat° sanguine.

9 – Nommez les quatre signes confirmant un syndrome de réponse inflammatoire systémique (SIRS).

10 – Expliquez brièvement le mécanisme de l'élévation de la température.

↗T° est une réact° normale de l'organisme. Les leuco en contact avec les agents pathogène sécrètent des substance chimique pyrogène (↗ la T°) cette élévat° à un rôle ds la lutte contre les M-O en bloquant le développement de la bactérie et en stimulant l'activité des phagocytes

11 – Citez les six maladies représentant à elles seules 90 % des décès par infection dans le monde.

- le SIDA
- Les maladie diarrhéiques (rotavirus, choléra...
- La tuberculose
- Le paludisme
- La rougeole

12 – Nommez les différents virus de l'hépatite. Énoncez pour chacun d'eux leur mode de transmission et leur risque de chronicité.

Réponses aux QROC

1

La ponction lombaire consiste en l'introduction d'une aiguille dans l'espace sous-arachnoïdien entre les lombaires 4 et 5 (possible aussi en L3 et L4) pour prélever du liquide céphalorachidien dans un but diagnostique et/ou thérapeutique.

Les surveillances infirmières concernent les risques liés au geste.

- Risque de syndrome postponction lombaire représenté par/nécessitant :
  - des céphalées en position assise ou debout cessant en position allongée. Pour éviter cela, il faut que le patient soit installé en repos strict au lit pendant 2 heures, à plat, sans oreiller et mobilisation réduite pendant 12 heures ;
  - la survenue de vomissements ;
  - une hydratation abondante pour favoriser la production de liquide céphalorachidien ;
  - une surveillance de l'état de conscience, de l'agitation avec une recherche de troubles neurologiques ;
  - la surveillance de la pression artérielle ;
  - la surveillance du point de ponction.
- Risque infectieux (retardé) nécessitant :
  - une surveillance du pouls et de la température ;
  - une surveillance du point de ponction (inflammation, écoulement, etc.).

2

Il y a chaque année, en France, 400 000 nouveaux cas de pneumopathie. La mortalité est estimée entre 20 et 30 décès pour 100 000 habitants.

Les signes cliniques de gravité sont :

- des signes d'insuffisance respiratoire aiguë ;
- une polypnée supérieure à 30/min avec des cyanoses, une sueur ;
- l'utilisation des muscles respiratoires accessoires : tirage intercostal, respiration abdominale paradoxale ;
- des signes d'état de choc : marbrures, fréquence cardiaque supérieure à 120/min, tension artérielle inférieure à 9/6 ;
- des signes neurologiques de type agitation et troubles de la conscience.

3

La classification de l'infection par le virus de l'immunodéficience humaine (VIH) comporte trois stades. Ces stades ont été établis en fonction du chiffre de CD_4.

- Stade A : il correspond à la période s'étendant de l'apparition des anticorps aux premiers signes cliniques. La durée est variable, pouvant aller de quelques mois à plusieurs années. Une des maladies suivantes est présente : infection au VIH asymptomatique, lymphadénopathie généralisée persistante, primo-infection symptomatique (adénopathies, dénutrition, herpès périanal, fièvre, fatigue, malaise général). À ce stade, le taux de lymphocytes CD_4 est variable.

- Stade B : le patient présente une des maladies suivantes en rapport avec l'altération de l'immunité cellulaire mais ne correspondant à aucune de la catégorie C. Ces maladies ont une évolution clinique ou une prise en charge compliquée par l'infection au VIH : angiomatose bacillaire, candidose oropharyngée, candidose vaginale persistante et fréquente ou qui répond mal au traitement, dysplasie du col de l'utérus, leucoplasie chevelue de la langue, neuropathie périphérique, zona récurrent, purpura thrombocytopénique idiopathique ou salpingite.
- Stade C : il s'agit du stade qui correspond à la définition du syndrome de l'immunodéficience acquise (sida). Le patient reste dans ce stade définitivement. Les maladies classant le sida sont : cachexie, infection à cytomégalovirus (CMV) disséminée, rétinite à CMV, infection mucocutanée disséminée chronique, leuco-encéphalopathie multifocale progressive, tuberculose extrapulmonaire ou pulmonaire (les CD_4 sont $< 200/mm^3$), pneumonie à *Pneumocystis carinii*, toxoplasmose cérébrale, candidose œsophagienne, trachéale, bronchique ou pulmonaire, cancer invasif du col utérin, cryptosporidiose intestinale, cryptococcose extrapulmonaire, sarcome de Kaposi, lymphome cérébral primaire, lymphome non hodgkinien.

4

Les grands principes de réalisation d'une hémoculture sont :
- désinfection hydroalcoolique (ou lavage savon doux) des mains ;
- mise de gants stériles et d'un masque au dernier moment ;
- préparation cutanée du patient en quatre temps (détersion, rinçage, séchage, antisepsie) ;
- réalisation du prélèvement en remplissant en premier le flacon aérobie puis le flacon anaérobie, en étant attentif à respecter le minimum de volume de sang nécessaire ;
- acheminement rapide du prélèvement au laboratoire.

Le bon de laboratoire doit faire mention de l'identité précise du patient, du numéro de l'hémoculture, de l'heure de prélèvement, de la température du patient au moment du prélèvement et du traitement antibiotique éventuel.

5

Un micro-organisme, ou encore microbe, est un être vivant invisible à l'œil nu. Il peut s'agir de virus, bactéries, champignons, parasites ou prions.

6

Le mode de transmission des micro-organismes peut être :
- direct, d'homme à homme, par contact. Les différents contacts possibles sont par voie aérienne (toux), le contact cutané (transmission manuportée) ou entre muqueuses, la voie sexuelle, sanguine, ou entre la mère et son fœtus ;
- indirect, sans nécessité de contact d'homme à homme. Le passage, dit intermédiaire, peut être réalisé par un autre réservoir que l'homme. Il peut s'agir d'un animal, d'un élément de l'environnement (eau, air, sol, aliments) ou encore d'objets inertes.

7

La réaction inflammatoire est une réaction innée. Elle est non spécifique à l'agression d'une substance étrangère. Les manifestations locales de l'inflammation sont l'enchaînement de phénomènes immunitaires déclenchés par l'effraction d'une des barrières de protection de l'organisme. Ce mécanisme comprend quatre étapes :

- la dilatation des vaisseaux qui assurent la circulation sanguine locale et l'augmentation de la perméabilité vasculaire. On retrouve des signes de rougeur, chaleur, tuméfaction et douleur ;
- la migration des leucocytes des vaisseaux vers les tissus (formation de granulome inflammatoire) ;
- la phagocytose ou destruction des bactéries et/ou des tissus nécrosés ;
- la réparation tissulaire ou cicatrisation.

8

- Infection : association de la présence d'un micro-organisme chez un hôte et de signes ou symptômes cliniques (fièvre, douleur, rougeur), biologiques (élévation des leucocytes, de la CRP [protéine C réactive], de la vitesse de sédimentation [VS], etc.) et/ou radiologiques.
- Sepsis : il s'agit d'un syndrome de réponse inflammatoire systémique secondaire à une infection cliniquement ou bactériologiquement confirmée.
- Bactériémie : c'est le passage, le plus souvent transitoire, de bactéries dans la circulation sanguine.

9

Les quatre signes confirmant un SIRS sont :

- température > 38 °C ou < 36 °C ;
- fréquence cardiaque > 90/min ;
- fréquence respiratoire > 20/min ou $PaCO_2$ < 32 mmHg ;
- leucocytes > 12 000/mm^2 ou < 4 000/mm^2 ou < 10 % de cellules immatures.

10

L'élévation de la température est une réaction générale de l'organisme. Les leucocytes en contact avec des agents pathogènes sécrètent des substances chimiques pyrogènes. Cela entraîne une augmentation de la température corporelle au-delà de 37 °C. Cette élévation a un rôle dans la lutte contre les micro-organismes en bloquant le développement de bactéries et en stimulant l'activité des phagocytes.

11

Selon le rapport de l'Organisation mondiale de la santé sur les maladies infectieuses intitulé « Faire tomber les obstacles au développement de la santé », les maladies représentant à elles seules 90 % des décès par infection dans le monde sont :

- le sida : 3,2 millions de décès par an ;
- les maladies respiratoires aiguës bactériennes et virales : 3 millions de décès par an ;
- les maladies diarrhéiques (rotavirus, choléra, fièvre typhoïde) : 2,5 millions de décès par an ;
- la tuberculose : près de 2 millions de décès par an ;
- le paludisme : plus de 1 million de décès par an et 300 à 500 millions de cas annuels ;
- la rougeole : 750 000 décès par an.

12

	Mode de transmission	**Chronicité**
Hépatite A	Orofécale	0 %
Hépatite B	Sanguine Sexuelle Périnatale	90 % nouveau-nés 5 % adultes
Hépatite C	Maternofœtale Parentérale	80 %
Hépatite D	Idem VHB (VHB requis)	5–10 % co-infection 80 % surinfection
Hépatite E	Entérique	0 %

Entraînez-vous avec des situations cliniques

Situation clinique 1

Christelle, 37 ans, se présente aux urgences accompagnée de son compagnon. Depuis 10 jours, elle a une fièvre persistante entre 38 et 38,5 °C ainsi que des céphalées. Son compagnon explique qu'il a remarqué un état confusionnel et des périodes d'agitation. Dans le dossier de la patiente, les éléments suivants sont retrouvés.

- Examen clinique, biologique et radiologique :
  - Température : 38,5 °C
  - Pouls : 110 batt/min
  - Pression artérielle : 120/80 mmHg
  - Résultats des examens biologiques : CD4, 90/mm^3
  - Tomodensitométrie (TDM) cérébrale : images multiples hypodenses entourées d'un œdème marqué avec effet de masse dans l'hémisphère cérébelleux gauche
- Mode de vie :
  - Tabagisme : non
  - Allergie : non
- Antécédents :
  - Hépatite chronique virale C
  - VIH positive connue depuis 5 ans
  - Sérologie antitoxoplasmique positive

Le diagnostic de toxoplasmose cérébrale est posé.

a – Retrouvez dans le texte les signes en faveur du diagnostic de toxoplasmose cérébrale. Argumentez votre réponse.

....

....

....

....

....

....

....

....

b – Énoncez les différents modes de transmissions du VIH. Pour chaque mode, illustrez avec deux exemples.

....

....

....

....

....

....

....

....

c – Identifiez à quel stade de l'infection VIH est Christelle. Argumentez votre réponse.

....

....

....

....

....

....

....

....

Situation clinique 2

M. D., 38 ans, se présente aux urgences pour vomissements et douleurs dorsales depuis 3 jours ne cédant pas au paracétamol. L'interrogatoire relève une dyspnée d'effort depuis quelques semaines, un tabagisme à 20 paquets année, un amaigrissement de 8 kg depuis 1 mois et demi.

Le patient se plaint également d'être épuisé dès la fin de matinée et qu'il a du mal à finir ses journées sur le chantier où il travaille actuellement. Il dit qu'il n'en peut plus. En effet, il est réveillé à plusieurs reprises dans la nuit du fait de ses douleurs et se rend compte que ses draps sont trempés.

Ses constantes sont les suivantes :

- une température à 38,3 °C ;
- une pression artérielle à 135/61 mmHg ;
- une fréquence cardiaque à 85 batt/min ;
- une fréquence respiratoire à 18/min.

M. D. travaille sur des chantiers avec une importante population d'immigrés. Il habite en région parisienne dans un deux-pièces avec son épouse et ses deux enfants âgés de 15 ans et 10 ans. Devant ce tableau de tuberculose pulmonaire, le médecin prescrit :

- isolement respiratoire ;
- radiographie pulmonaire ;

- recherche de BK crachats 3 jours de suite ;
- bilan biologique : NFS, VS ;
- créatinémie, urémie ;
- uricémie ;
- bilan hépatique ;
- bilan ophtalmologique ;
- quadrithérapie : pyrazinamide, rifampicine, isoniaside, éthambutol en prise unique.

a – Relevez les signes cliniques que présente M. D. en faveur d'une tuberculose pulmonaire.

....

....

....

....

....

....

....

....

b – Justifiez l'intérêt de chaque élément de la prescription médicale.

....

....

....

....

....

....

....

....

c – Énoncez les mesures spécifiques à l'isolement respiratoire.

....

....

....

....

....

....

....

....

d – Devant le diagnostic de tuberculose de M. D., énoncez les mesures prophylactiques et préventives devant être mises en place.

....

....

....

....

....

....

....

....

Situation clinique 3

Mme H., 23 ans, est entrée dans le service de médecine après un passage aux urgences. Elle vit en couple depuis 18 mois. Elle est hospitalisée pour une fièvre persistante depuis 48 heures avec des pics thermiques à 40,1 °C, des frissons, des douleurs lombaires gauches.

Mme H. dit avoir « fait plusieurs épisodes de cystite ces derniers temps ». Il y a un an, elle aurait eu les mêmes signes et le diagnostic d'infection urinaire aurait été posé.

À son arrivée dans le service, l'examen clinique révèle :

- un rein gauche très sensible ;
- une absence de douleurs mictionnelles ;
- une pression artérielle à 13/7 mmHg ;
- un pouls à 95 batt/min ;
- une température à 39,2 °C.

Les résultats biologiques sont :

- hématies : 4,6 millions/mm^3 ;
- leucocytes : 20 000/mm^3 ;
- CRP : 185 mg/l ;
- plaquettes : 200 000/mm^3 ;
- une infection urinaire à *Escherichia coli* à l'ECBU ;
- les hémocultures sont négatives.

Le diagnostic évoqué est une pyélonéphrite aiguë.

Le médecin prescrit :

- échographie rénale et des voies urinaires (qui ne montre pas d'anomalie) ;
- NFS ;
- CRP ;
- ionogramme, urée, créatinine sanguine ;
- 3 **hémocultures** ;
- ECBU ;
- **βHCG** ;
- surveillance du **pouls**, de la **pression artérielle**, fréquence respiratoire et de la **température toutes les 3 heures** ;
- surveillance de la diurèse des 24 heures.

Il prescrit également le traitement suivant pour les 24 heures :

- une perfusion sur voie périphérique ;
- Tazocilline® (pipéracilline, tazobactam) 1 g × 3 en IVL/24 h ;
- Amiklin® (amikacine) 1 g/24 h ;
- Acupan® (néfopam) 1 ampoule × 3 en IVL/24 h.

La patiente sort avec une prescription d'un ECBU de contrôle.

a – Citez les signes présents chez Mme H. qui ont permis d'affirmer le diagnostic médical de pyélonéphrite.

....

....

....

....

....

....

....

....

b – Définissez le sigle ECBU.

....

....

....

....

....

....

....

....

c – Expliquez l'intérêt des prescriptions médicales en gras dans le texte. Argumentez votre réponse.

d – Il est prévu que Mme H. effectue un ECBU de contrôle à la sortie. Citez les précautions à prendre pour un recueil des urines stérile.

e – Énoncez les conseils que vous pourriez donner à Mme H. pour éviter la récidive de cystite.

Réponses aux questions des situations cliniques

Situation clinique 1

a – Les signes en faveur du diagnostic de toxoplasmose cérébrale sont de différents ordres :

- cliniques : la patiente présente un état fébrile à 38,5 °C, des céphalées, un état confusionnel et des périodes d'agitation. Ce sont les signes d'une atteinte cérébrale, localisation la plus fréquente de la toxoplasmose ;
- radiologiques : il y a une présence d'images multiples hypodenses entourées d'un œdème marqué avec effet de masse dans l'hémisphère cérébelleux gauche. Ces images montrent un abcès cérébral ;
- biologiques : les cellules du système immunitaire CD_4 sont à 90/mm^3. Ce taux est en faveur d'une immunosuppression. De plus, la patiente a une sérologie antitoxoplasmique positive.

b – Les modes de transmissions du VIH sont de trois types différents.

- Transmission sexuelle :
  - rapports sexuels vaginaux ou anaux non protégés avec une personne infectée par le virus ;
  - les infections sexuellement transmissibles (IST) fragilisent les muqueuses et augmentent sensiblement le risque de contamination par le virus du sida.
- Transmission périnatale :
  - la transmission in utero lors du dernier trimestre de la grossesse : il y a un passage au travers du placenta du VIH ;
  - lors de l'accouchement ;
  - lors de l'allaitement.
- Transmission parentérale :
  - le passage de seringues usagées infectées, dans les cas de toxicomanie intraveineuse, est un mode de transmission du VIH ;
  - la transfusion du sang et de ses dérivés ;
  - lors de l'activité professionnelle en cas d'accident d'exposition virale (piqûre avec une aiguille usagée ou projection du sang du patient sur les muqueuses du soignant).

c – Les *Centers for Disease Control and Prevention* (CDC) ont établi une classification en trois catégories des pathologies et infections opportunistes liées au VIH. Cette classification permet de mieux évaluer l'évolution de la maladie chez la personne infectée. L'infection VIH de Christelle est au stade C car la patiente a des lymphocytes TCD_4 inférieurs à 200 mm^3 et une maladie opportuniste (la toxoplasmose) est présente, classant la pathologie au stade de sida.

Situation clinique 2

a – Les signes cliniques en faveur d'une tuberculose pulmonaire que M. D. présente sont les suivants :

- signes généraux à type d'altération de l'état général (asthénie, amaigrissement), sueurs nocturnes, fièvre ;

- signes respiratoires avec une dyspnée d'effort depuis plusieurs semaines ;
- douleurs dorsales.

b – Chaque élément de la prescription médicale a un intérêt dans la prise en charge de M. D.

- Radiographie pulmonaire : elle permet de visualiser les lésions pulmonaires (nodules, infiltrats, cavernes). De plus, elle permet de surveiller l'évolution de la maladie.
- BK crachats 3 jours de suite : ils permettent d'identifier le bacille de Koch (BK) dans les crachats et ainsi de confirmer le diagnostic de tuberculose pulmonaire. L'examen se réalise sur 3 jours de suite afin d'optimiser la probabilité d'identifier le germe, celui-ci étant très difficile à isoler.
- Bilan biologique :
  - NFS : la présence d'une hyperleucocytose dans la numération formule sanguine témoigne d'une infection ;
  - VS : l'augmentation de la vitesse de sédimentation témoigne d'un syndrome inflammatoire.
- Créatinémie, urémie : ce bilan permet d'évaluer la fonction rénale avant la mise en route du traitement antibiotique. L'uricémie permet d'avoir une valeur de référence en lien avec le traitement (pyrazinamide [Pirilène®]) qui provoque une hyperuricémie.
- Le bilan hépatique évalue la fonction hépatique avant la mise en route du Rimifon® et de la Rifadine® qui ont une toxicité hépatique (le Pirilène® également).
- Le bilan ophtalmologique est nécessaire avant la mise en route du traitement de Myambutol® qui peut provoquer une altération de la vision des couleurs et une névrite optique.
- La quadrithérapie : la prise unique limite la toxicité du traitement, le traitement est plus efficace et plus court. La quadrithérapie évite la mutation et donc la résistance des BK.

c – La décision d'isolement respiratoire est une prescription médicale, de même que la levée de l'isolement. Les mesures spécifiques sont les suivantes :

- port du masque obligatoire avec utilisation d'un masque de protection, ce qui permet d'arrêter les bacilles tuberculeux. La qualité des masques doit permettre d'arrêter plus de 99 % des particules d'un diamètre de 1 µ ; le masque doit être bien adapté au visage ;
- installation de la boîte distributrice à l'extérieur près de l'entrée de la chambre ;
- le masque sera jeté après usage et après sortie de la chambre dans la poubelle située devant la porte de la chambre ;
- le masque doit être porté par toute personne entrant dans la chambre et par le patient s'il doit sortir de la chambre ;
- aérer la chambre régulièrement ;
- le patient est installé dans une chambre seule, porte fermée signalant « isolement respiratoire » ;

- les visites sont limitées ;
- les soins sont regroupés.

d – Les mesures prophylactiques et préventives devant être mises en place sont les suivantes :

- la tuberculose est une maladie à déclaration obligatoire ;
- il faut effectuer une recherche de contagiosité dans son milieu professionnel, amical, familial (épouse et deux enfants) avec la vérification de la vaccination, la réalisation d'une intradermoréaction et d'une radiographie pulmonaire.

Situation clinique 3

a – Les signes présents chez Mme H. qui ont permis d'affirmer le diagnostic médical de pyélonéphrite sont :

- cliniques :
  - fièvre persistante à 39,2 °C avec des pics thermiques à 40,1 °C ;
  - tachycardie avec un pouls à 95 batt/min ;
  - frissons ;
  - douleurs lombaires à gauche et un rein gauche sensible.
- biologiques :
  - hyperleucocytose 20 000/mm^3 ;
  - CRP à 185 mg/l.
- bactériologiques : ECBU positif à *E. coli.*

b – ECBU veut dire examen cytobactériologique des urines. Il sert notamment à déterminer la numération des hématies et des leucocytes, la présence de cristaux et de germes.

c – Les prescriptions médicales en gras dans le texte ont l'intérêt suivant.

- Hémocultures :
  - affirmer une bactériémie et mettre en évidence le germe responsable ;
  - permettre de réaliser un antibiogramme pour adapter l'antibiothérapie ;
  - prévenir un choc septique par la mise en route rapide d'une antibiothérapie adaptée.
- βHCG :
  - éliminer une grossesse extra-utérine (diagnostic différentiel) ;
  - permettre la réalisation d'examens radiologiques et l'administration de traitements spécifiques.
- Surveillance du pouls, de la pression artérielle et de la température toutes les 3 heures :
  - dépister les signes de septicémie (hyperthermie ou hypothermie) ;
  - surveiller toute survenue d'une tachycardie (fréquence cardiaque > à 90 min), d'une polypnée (fréquence respiratoire > à 20/min) ou une chute de la pression artérielle.

d – Les précautions à prendre pour un recueil des urines stérile sont les suivantes.

- Mme H. devra réaliser l'ECBU le matin sur des urines fraîches car il y a une plus grande concentration d'urines et les germes éventuellement présents sont ainsi beaucoup plus nombreux.
- Le recueil devra être réalisé après une toilette génitale à l'eau et au savon puis une désinfection de la vulve et du méat urinaire en utilisant des compresses stériles imbibées d'une solution type Dakin®, une pour chaque grande lèvre, une pour chaque petite lèvre, et une pour le méat urinaire.
- Elle devra recueillir les urines après élimination du premier jet urinaire, au milieu du deuxième jet dans un tube stérile.

e – Pour éviter une récidive de cystite, les conseils à donner sont :

- avoir un apport hydrique de plus de 1500 ml/jour ;
- ne pas retenir les mictions ;
- avoir une miction postcoïtale ;
- ne pas utiliser de spermicides ;
- avoir une régularité du transit intestinal (éviter la constipation).

CHAPITRE 3

UE 2.8 – Processus obstructifs

PRÉREQUIS

Testez votre niveau sur les prérequis

UE 2.2 du semestre 1 – Cycles de la vie et grandes fonctions

Dans cet enseignement, les objectifs sont de développer une vision intégrée du fonctionnement de l'organisme humain afin d'en déduire les effets de certaines perturbations sur l'équilibre interne, de décrire les niveaux d'organisation de l'organisme humain et leurs liaisons, de montrer comment les grandes fonctions de l'organisme répondent aux besoins biologiques de maintien de la vie, de décrire la santé à travers les cycles de la vie et le développement de l'être humain, et d'explorer la signification des transitions que vivent les individus au cours de leurs croissance et évolution.

1 – Indiquez la bonne réponse. Le rein a pour rôle de produire :

☐ a. le glucagon
☒ b. la rénine
☐ c. l'ocytocine
☐ d. la dopamine
☐ e. la testostérone

2 – Indiquez la bonne réponse. La sécrétion de la bile est assurée par :

☐ a. l'estomac
☒ b. le foie
☐ c. les îlots de Langerhans
☐ d. le duodénum
☐ e. la vésicule biliaire

3 – Indiquez les bonnes réponses. Dans l'appareil cardiovasculaire, la petite circulation comprend :

☒ a. les artères pulmonaires
☒ b. les veines pulmonaires
☒ c. le cœur droit
☐ d. le cœur gauche
☐ e. l'aorte

4 – Indiquez la bonne réponse. Tous les nerfs suivants sont des nerfs crâniens sauf un. Lequel ?

☐ a. olfactif
☐ b. optique
☒ c. sciatique
☐ d. trijumeau
☐ e. glossopharyngien

5 – Indiquez les bonnes réponses. Les contractions musculaires peuvent être :

☐ a. dynamiques
☐ b. statiques
☐ c. isotoniques
☐ d. concentriques
☐ e. isovolumétriques

6 – Indiquez les bonnes réponses. La paroi des artères est formée des tuniques appelées :

☒ a. intima
☐ b. myocarde
☒ c. média
☒ d. péricarde
☐ e. adventice

7 – Indiquez la bonne réponse. Laquelle de ces structures n'appartient pas au larynx ?

☐ a. l'épiglotte
☐ b. l'os hyoïde
☒ c. le cartilage de conjugaison
☐ d. le cartilage thyroïde
☐ e. le cartilage cricoïde

8 – Indiquez la bonne réponse. La peau n'a pas de rôle :

☐ a. protecteur
☐ b. régulateur thermique
☐ c. dans l'immunité innée
☒ d. dans le métabolisme des graisses
☐ e. dans la synthèse de la vitamine D

9 – Indiquez la bonne réponse. L'intestin grêle n'est pas composé :

☐ a. du duodénum
☐ b. du côlon
☐ c. du jéjunum
☒ d. du mésentère
☐ e. de l'iléon

10 – Indiquez les bonnes réponses. Le tube digestif est composé :

☐ a. de la bouche
☐ b. de l'œsophage
☐ c. de l'estomac
☐ d. du foie
☐ e. des intestins

Réponses aux prérequis

Le barème :

- Toutes les réponses sont conformes : 1 point
- 1 réponse non conforme : 0,5 point
- 2 réponses non conformes : 0,3 point
- 3 ou plus de réponses non conformes : 0 point

Question	Réponse	Points obtenus
1	b.	
2	b.	
3	a. – b. – c.	
4	c.	
5	a. – b. – c. – d.	
6	a. – c. – e.	
7	c.	
8	d.	
9	b.	
10	a. – b. – c. – e.	
TOTAL		

Vous avez obtenu moins de 5/10 à l'un des tests : vous devez réviser vos cours et refaire une séance d'entraînement (Voir *Validez votre semestre 1 en IFSI en 650 questions corrigées*, par J. Chevillotte, 2014, 208 pages).

Vous avez obtenu plus de 5/10 à l'un des tests : testez votre niveau sur les processus obstructifs avant de débuter l'entraînement.

UE 2.3 du semestre 2 – Santé, maladie, handicap, accidents de la vie

Les objectifs de cet enseignement sont d'intégrer les concepts de santé, maladie, handicap, d'accident de la vie, de douleur, de développer une vision intégrée de l'être humain dans les périodes de santé, maladie, handicap, d'accidents de la vie, d'explorer les grands systèmes explicatifs de la santé, de la maladie et du handicap (agent extérieur, comportement, hérédité, etc.) et les liens avec les représentations des personnes, d'explorer les notions de risque, danger, violence, etc., d'explorer les notions de maladie chronique et ses spécificités, et d'identifier les éléments de la classification des handicaps et d'expliquer les éléments de la prise en charge des personnes handicapées.

1 – Indiquez la bonne réponse. Quelle est la caractéristique de la douleur nociceptive ?

- ☐ a. c'est une séquelle d'une atteinte nerveuse
- ☐ b. elle est d'origine psychologique
- ☐ c. elle provoque des sensations à type de brûlure
- ☒ d. elle est due à un excès de stimulation douloureuse
- ☐ e. elle provoque des sensations à type de décharges électriques

2 – Indiquez les bonnes réponses. Selon la définition opérationnelle, quelles sont les dimensions toujours associées à la qualité de vie ?

- ☐ a. le fonctionnement physique
- ☐ b. la dimension spirituelle
- ☐ c. la dimension psychologique
- ☐ d. la situation de la personne et son réseau social
- ☐ e. la perception de la santé

3 – Indiquez la bonne réponse. Quelle échelle d'évaluation peut-on utiliser pour évaluer le risque d'escarre ?

- ☐ a. l'échelle de Nottingham
- ☐ b. l'échelle de Duke
- ☒ c. l'échelle de Norton
- ☐ d. l'échelle « EuroQol »
- ☐ e. l'échelle « PQVS »

4 – Indiquez les bonnes réponses. Dans les accidents vasculaires cérébraux ischémiques, quelles sont les causes des obstructions ?

- ☒ a. la thrombose
- ☐ b. le diabète
- ☐ c. l'obésité
- ☒ d. l'athérosclérose
- ☐ e. la contraception orale

5 – Indiquez la bonne réponse. Quelle est la conséquence psychique de l'annonce du handicap ?

- ☐ a. le déni
- ☐ b. l'hébétude
- ☒ c. l'activisme
- ☐ d. un sentiment d'injustice
- ☐ e. des idées de mort

6 – Indiquez les bonnes réponses. Que peut mettre en place l'équipe pluridisciplinaire lors de l'annonce prénatale d'une anomalie ou d'une malformation ?

- ☐ a. S'il y a suspicion d'anomalie chromosomique, des analyses cytogénétiques seront prescrites pour infirmer ou confirmer le diagnostic.
- ☐ b. Il est important de parler d'emblée de handicap.

☐ c. L'équipe adopte une attitude humaine et sincère.
☐ d. Ne pas maintenir de lien avec le médecin qui fait l'annonce.
☐ e. Proposer aux parents de compléter leur information auprès d'associations de parents d'enfants handicapés.

7 – Indiquez la bonne réponse. Quelle est la maladie chronique qui touche le plus de personnes en France ?

☐ a. le diabète
☐ b. l'insuffisance rénale
☐ c. le sida
☐ d. les cancers
☐ e. l'asthme

8 – Indiquez les bonnes réponses. Quelles sont les conséquences de la maladie chronique sur la qualité de vie ?

☐ a. difficulté du suivi de la scolarité ou d'une formation
☐ b. risque de perte d'emploi par inadaptation au poste de travail
☐ c. refus d'assurance ou de prêt
☐ d. risque d'invalidité
☐ e. limitation de la pratique du sport ou d'autres activités nécessaires à l'équilibre personnel

9 – Indiquez la bonne réponse. Quel concept n'appartient pas à l'approche systémique ?

☐ a. le système
☐ b. l'interaction
☐ c. la complexité
☐ d. l'indépendance
☐ e. la globalité

10 – Indiquez les bonnes réponses. Quels sont les risques liés au syndrome d'immobilité après un accident vasculaire cérébral ?

☐ a. altération de l'état cutané
☐ b. constipation
☐ c. thrombose veineuse profonde
☐ d. stase urinaire
☐ e. altération de l'appareil respiratoire

Réponses aux prérequis

Le barème :

- Toutes les réponses sont conformes : 1 point
- 1 réponse non conforme : 0,5 point
- 2 réponses non conformes : 0,3 point
- 3 ou plus de réponses non conformes : 0 point

Question	Réponse	Points obtenus
1	d.	
2	a. – c. – d.	
3	c.	
4	a. – d.	
5	c.	
6	a. – c. – e.	
7	e.	
8	a. – b. – c. – e.	
9	d.	
10	a. – b. – c. – d. – e.	
TOTAL		

Vous avez obtenu moins de 05/10 à l'un des tests : vous devez réviser vos cours et refaire une séance d'entraînement (voir *Valider votre semestre 2 en IFSI en 450 questions corrigées*, par J. Chevillotte. À paraître en 2015, 168 pages).

Vous avez obtenu plus de 05/10 à l'un des tests : testez votre niveau sur les processus obstructifs avant de débuter l'entraînement.

OBJECTIFS/CONTENU DE L'UE

Objectifs de l'unité d'enseignement[3]

- Expliquer les mécanismes physiopathologiques de l'obstruction
- Décrire les signes, les risques, les complications et les thérapeutiques des pathologies étudiées

Éléments de contenu

- Anatomie et physiologie de l'appareil cardiovasculaire, du cerveau, du système nerveux
- Processus pathologique de l'obstruction vasculaire artérielle et veineuse
- Anatomie et physiologie des appareils digestif et rénal
- Processus pathologique de l'obstruction des organes des appareils digestif et rénal
- Les processus sont expliqués dans leurs mécanismes, leurs impacts, leurs complications, leurs interférences

Les pathologies ou problèmes de santé étudiés au cours de la formation sont énumérés ci-dessous ; d'autres peuvent être ajoutés.

- Accident vasculaire cérébral
- Infarctus du myocarde
- Lithiases rénales, hépatiques

3. Auteur référent : Magali Neveur.

- Occlusion intestinale
- Bronchite chronique obstructive, œdème aigu du poumon (OAP)
- Phlébite, embolie pulmonaire
- Asthme

TESTEZ-VOUS

Testez vos connaissances

1 – Indiquez la bonne réponse. Les artères sont :

☒ a. des vaisseaux qui conduisent le sang depuis le cœur jusque dans les organes à l'exception des poumons
☐ b. des vaisseaux qui conduisent le sang depuis les poumons jusqu'au cœur
☐ c. des vaisseaux qui ramènent le sang depuis les organes (à l'exception des poumons) jusqu'au cœur
☐ d. des vaisseaux microscopiques intermédiaires entre le système artériel et le système veineux grâce auxquels le sang parvient au contact direct de toutes les cellules de l'organisme
☐ e. des canaux excréteurs qui permettent d'évacuer les urines à l'extérieur du corps humain

2 – Indiquez les bonnes réponses. Quelles sont les fonctions du système cardiovasculaire ?

☐ a. assurer l'épuration du sang : il extrait du sang circulant les déchets et assure leur rejet à l'extérieur du corps humain
☒ b. distribuer l'oxygène et les nutriments aux cellules, éliminer les déchets et le gaz carbonique
☐ c. assurer la transformation du sang artériel en sang veineux
☒ d. faire circuler le sang dans les vaisseaux
☐ e. transformer des substances nutritives apportées par l'alimentation, afin d'en permettre l'assimilation par les cellules de l'organisme

3 – Indiquez la bonne réponse. L'encéphale :

☐ a. est constitué des deux hémisphères cérébraux
☒ b. est constitué du tronc cérébral, du cervelet et du cerveau
☐ c. forme le système nerveux central ou névraxe
☐ d. comprend la moelle épinière, le tronc cérébral, le cervelet et le cerveau
☐ e. rassemble uniquement les racines nerveuses

4 – Indiquez la bonne réponse. Une artériopathie oblitérante des membres inférieurs (AOMI) est une :

☐ a. obstruction complète des artères de gros et moyens calibres
☒ b. obstruction plus ou moins complète des artères de gros et moyens calibres
☐ c. obstruction plus ou moins complète des veines de gros et moyens calibres

- [ ] d. obstruction complète des veines de gros et moyens calibres
- [ ] e. obstruction complète des veines et des artères pulmonaires

5 – Indiquez les bonnes réponses. Citez les différentes étapes du mécanisme physiopathologique de l'AOMI.

- [x] a. obstruction
- [x] b. nécrose
- [x] c. ischémie
- [x] d. baisse de l'oxygénothérapie cellulaire
- [x] e. diminution de la vitesse

6 – Indiquez la bonne réponse. Quelle est la cause principale de l'AOMI ?

- [ ] a. la déshydratation
- [ ] b. la chirurgie
- [x] c. l'athérome
- [ ] d. les bas de contention
- [ ] e. le mauvais retour veineux

7 – Indiquez la bonne réponse. Sur quel examen repose le diagnostic positif de thrombose veineuse profonde (TVP) ?

- [x] a. l'écho-Doppler veineux de compression
- [ ] b. les gaz du sang
- [ ] c. le ionogramme sanguin
- [ ] d. la mesure de la pression artérielle
- [ ] e. le scanner

8 – Indiquez les bonnes réponses. Quels sont les signes cliniques d'une TVP ?

- [x] a. une grosse jambe et une grosse cuisse
- [x] b. une douleur à la palpation du mollet, un œdème
- [ ] c. une cyanose
- [x] d. une chaleur, une rougeur, une fièvre (37,5–38 °C)
- [x] e. un aspect légèrement cyanosé de la peau

9 – Indiquez les bonnes réponses. À quels mécanismes la thrombose est-elle liée ?

- [x] a. une stase veineuse
- [ ] b. une hypocoagulabilité
- [x] c. une lésion endothéliale
- [ ] d. une hypoxie
- [x] e. une hypercoagulabilité

10 – Indiquez la bonne réponse. Une TVP des membres inférieurs se définit comme une :

- [ ] a. obstruction plus ou moins complète d'une artère par un caillot sanguin
- [ ] b. obstruction complète d'une veine par un caillot sanguin
- [ ] c. obstruction complète d'une artère par un caillot sanguin

☐ d. obstruction complète d'une artère par des plaques d'athéromes

☐ e. obstruction plus ou moins complète d'une veine par un caillot sanguin

11 – Indiquez la bonne réponse. Les voies excrétrices de l'appareil urinaire se composent :

☐ a. des deux uretères, de la vessie et l'urètre

☐ b. des deux reins, deux uretères, de la vessie et l'urètre

☐ c. des deux reins, de la vessie et l'urètre

☐ d. des deux reins, deux uretères et de la vessie

☐ e. des deux reins, deux urètres, de la vessie et l'uretère

12 – Indiquez les bonnes réponses. Quelles sont les complications d'une occlusion intestinale ?

☐ a. une pullulation bactérienne (accumulation d'un liquide septique qui stagne)

☐ b. un risque de septicémie et de péritonite

☐ c. un risque de perforation

☐ d. une ischémie de l'anse intestinale

☐ e. un risque de nécrose, de perforation

13 – Indiquez la bonne réponse. Que révèle la bandelette urinaire dans la crise de colique néphrétique ?

☐ a. des leucocytes dans les urines

☐ b. des globules blancs dans les urines

☐ c. des nitrites dans les urines

☐ d. du sang dans les urines

☐ e. la bandelette urinaire n'est pas un examen significatif dans la crise de colique néphrétique

14 – Indiquez la bonne réponse. Quels sont les signes cliniques de la bronchopneumopathie chronique obstructive (BPCO) ?

☐ a. douleur de l'hypocondre droit, dyspnée et vomissements

☐ b. toux, expectorations, dyspnée et sifflements respiratoires

☐ c. prise de poids, sifflements expiratoires et vomissements

☐ d. vomissements, dyspnée et toux

☐ e. douleur thoracique irradiant dans les deux bras et les mâchoires

15 – Indiquez la bonne réponse. La BPCO :

☐ a. est un trouble obstructif non fixé (réversible après inhalation de bronchodilatateurs)

☐ b. est une obstruction bronchique réversible

☐ c. est liée à l'asthme

☐ d. est un trouble obstructif fixé (non réversible après inhalation de bronchodilatateurs)

☐ e. aucune réponse n'est exacte

16 – Indiquez les bonnes réponses. Concernant les conditions de mesure du débit expiratoire de pointe (DEP) avec un débitmètre, l'infirmier(ère) doit :

☐ a. installer le patient en position debout

☐ b. tenir l'appareil d'une seule main sans se préoccuper du curseur

☐ c. faire inspirer à fond le patient

☐ d. effectuer deux à trois mesures successives

☐ e. effectuer une seule mesure

17 – Indiquez les bonnes réponses. Les symptômes de la crise d'asthme simple sont :

☐ a. une crise dyspnéique brutale

☐ b. une inspiration courte, une expiration longue et sifflante

☐ c. une oppression thoracique

☐ d. une respiration sifflante

☐ e. un essoufflement à l'effort ou une toux qui ne passe pas

18 – Indiquez la bonne réponse. Le mécanisme de survenue d'une obstruction intestinale est dû :

☐ a. exclusivement à une strangulation (bride, volvulus, invagination) ou à une obstruction (tumeur, corps étranger, compression)

☐ b. exclusivement à une paralysie intestinale

☐ c. à une strangulation, une obstruction ou une paralysie

☐ d. uniquement à la strangulation dans le cas d'une occlusion haute

☐ e. uniquement aux paralysies dans le cas d'une obstruction basse

19 – Indiquez les bonnes réponses. Quels sont les signes cliniques évocateurs d'une occlusion intestinale ?

☐ a. un arrêt des matières et des gaz

☐ b. une distension abdominale

☐ c. des douleurs

☐ d. une réduction du périmètre de marche

☐ e. des vomissements

20 – Indiquez la bonne réponse. Le syndrome de Koenig :

☐ a. est une inflammation du tube digestif

☐ b. est caractérisé par des douleurs abdominales principalement périombilicales

☐ c. associe une diarrhée chronique, un amaigrissement et des œdèmes

☐ d. correspond à la formation d'un troisième secteur

☐ e. est une paralysie du péristaltisme intestinal

Bilan du test

Le barème :

- Toutes les réponses sont conformes : 1 point
- 1 réponse non conforme : 0,5 point
- 2 réponses non conformes : 0,3 point
- 3 ou plus de réponses non conformes : 0 point

Questions	Réponses	Points obtenus
1	a.	
2	b. – d.	
3	b.	
4	b.	
5	a. – b. – c. – d. – e.	
6	c.	
7	a.	
8	a. – b. – d. – e.	
9	a. – c. – e.	
10	e.	
11	b.	
12	a. – b. – d. – e.	
13	d.	
14	b.	
15	d.	
16	a. – c. – d.	
17	a. – b. – c. – d. – e.	
18	c.	
19	a. – b. – c. – e.	
20	b.	
TOTAL		

Vous avez moins de 7/20 : l'essentiel n'est pas maîtrisé. Révisez vos cours avant de commencer l'entraînement.

Vous avez entre 7 et 10/20 : il faut poursuivre vos efforts. Vous avez déjà acquis certaines notions, mais celles-ci doivent être renforcées. Révisez les thèmes sur lesquels vous avez perdu des points avant de commencer l'entraînement.

Vous avez entre 11 et 15/20 : consolidez vos acquis. Vous êtes presque prêt ; poursuivez vos efforts en vous entraînant.

Vous avez plus de 15/20 : bravo ! Continuez à vous entraîner pour être au top le jour J !

ENTRAÎNEZ-VOUS

Entraînez-vous avec des QCM

Consignes : une ou plusieurs bonnes réponses sont attendues pour l'ensemble des questions.

1 – Le cœur est situé :

- ☐ a. dans le médiastin postérieur
- ☒ b. dans le médiastin antérieur
- ☐ c. en arrière du sternum
- ☐ d. en avant de l'œsophage, des bronches et de la trachée
- ☐ e. au-dessus des poumons

2 – Une tachycardie :

- ☐ a. induit une diminution du débit cardiaque
- ☐ b. fait chuter la pression artérielle
- ☒ c. est une accélération de la fréquence cardiaque au-delà de 100/min
- ☒ d. induit une augmentation du débit cardiaque
- ☐ e. est un ralentissement de la fréquence cardiaque en deçà de 50/min

3 – La nutrition du cœur est assurée par :

- ☐ a. l'artère sous-clavière
- ☐ b. les artères pulmonaires
- ☒ c. les artères coronaires
- ☐ d. l'aorte
- ☐ e. l'artère fémorale

4 – Les artères coronaires :

- ☒ a. vascularisent le muscle cardiaque
- ☐ b. naissent de la veine cave inférieure
- ☒ c. naissent de l'aorte
- ☒ d. sont au nombre de deux (gauche et droite)
- ☐ e. vascularisent l'ensemble de la tête et du cou

5 – L'athérosclérose est une pathologie cardiovasculaire qui :

- ☒ a. atteint les artères
- ☐ b. atteint les veines
- ☒ c. diminue le calibre de l'artère et peut l'obstruer
- ☐ d. augmente le calibre de l'artère et diminue la pression artérielle
- ☒ e. entraîne la formation d'un caillot

6 – Le cycle cardiaque se compose de trois étapes. Lesquelles ?

- ☐ a. la systole ventriculaire suivie de la systole auriculaire puis de la diastole générale

☐ b. la diastole générale suivie de la systole auriculaire puis de la systole ventriculaire

☐ c. la diastole générale suivie de la systole ventriculaire puis de la systole auriculaire

☐ d. la systole auriculaire suivie de la systole ventriculaire puis de la diastole générale

☐ e. la systole auriculaire suivie de la diastole générale puis de la systole ventriculaire

7 – Les artères à l'origine de la vascularisation artérielle de l'encéphale sont :

☐ a. les deux artères carotides internes

☐ b. les artères pulmonaires

☐ c. les artères sous-clavières

☐ d. les deux artères vertébrales

☐ e. les coronaires

8 – Le cerveau est un organe latéralisé, c'est-à-dire :

☐ a. le cortex cérébral est divisé en aires cérébrales

☐ b. les fonctions intellectuelles ne sont pas réparties de façon identique sur les deux hémisphères

☐ c. le langage est pris en charge par l'hémisphère droit chez les droitiers

☐ d. l'hémisphère gauche est dominant pour le gaucher

☐ e. les neurones ont la possibilité de transmettre un signal électrique à d'autres cellules nerveuses au niveau de la synapse

9 – Le système nerveux central est composé :

☐ a. de l'encéphale

☐ b. des nerfs rachidiens et crâniens

☐ c. de la moelle épinière

☐ d. des méninges

☐ e. du liquide céphalorachidien

10 – Un neurone est constitué :

☐ a. de myéline exclusivement

☐ b. d'un corps cellulaire, d'un plexus et d'un muscle

☐ c. de substance grise et de substance blanche

☐ d. d'un corps cellulaire, de dendrites, d'un axone et d'une synapse

☐ e. de la dure-mère, de l'arachnoïde et de la pie-mère

11 – La substance blanche est constituée des voies de passage du message nerveux permettant :

☐ a. la transmission de ce message des récepteurs sensitifs périphériques vers le cortex moteur

☐ b. la transmission de ce message des récepteurs sensitifs périphériques vers le cortex sensitif

☐ c. la transmission de ce message des récepteurs moteurs périphériques vers le cortex sensitif

☐ d. la transmission de ce message du cortex sensitif vers les effecteurs périphériques (muscles)

☐ e. la transmission de ce message du cortex moteur vers les effecteurs périphériques (muscles)

12 – Au niveau des méninges, la dure-mère est :

☐ a. la tunique interne

☐ b. en contact direct avec le cerveau et la moelle

☐ c. en situation intermédiaire

☐ d. entre la pie-mère et l'arachnoïde

☐ e. le feuillet externe et résistant

13 – Le liquide céphalorachidien (LCR) :

☐ a. baigne le cerveau et la moelle épinière

☐ b. circule à la surface du système nerveux central, dans les cavités et l'épendyme

☐ c. est sécrété au niveau des cavités ventriculaires

☐ d. est résorbé au niveau des nerfs sensoriels et moteurs

☐ e. baigne le tronc cérébral et la moelle épinière

14 – Citez les principaux facteurs de risque de l'artériopathie oblitérante des membres inférieurs (AOMI).

☐ a. le sexe et l'âge

☐ b. l'hérédité et alcool

☐ c. l'hypercholestérolémie

☐ d. l'hypertension artérielle et le tabac

☐ e. le diabète

15 – Le stade 2 de l'AOMI est :

☐ a. asymptomatique (baisse du pouls, souffle, plaque d'athérome)

☐ b. une ischémie de repos (douleur de décubitus)

☐ c. un ulcère, une nécrose ou une gangrène (troubles trophiques)

☐ d. une ischémie d'effort (claudication intermittente)

☐ e. une rougeur

16 – La triade de Virchow :

☐ a. est l'association de trois facteurs favorisant l'hypertension artérielle pulmonaire primitive

☐ b. est l'association de trois facteurs favorisant la thrombose

☐ c. associe stase artérielle, fièvre et hypercoagulabilité

☐ d. associe douleur, fièvre et ictère

☐ e. associe traumatisme local de la paroi du vaisseau altérant l'endothélium, hypercoagulabilité et stase veineuse

17 – L'embolie pulmonaire :

☐ a. est issue d'un thrombus des veines des membres ou de l'abdomen
☐ b. est issue d'un thrombus des artères des membres ou de l'abdomen
☐ c. est la migration d'un thrombus (caillot sanguin) venant oblitérer plus ou moins complètement les artères pulmonaires
☐ d. est la migration d'un thrombus (caillot sanguin) venant oblitérer plus ou moins complètement les veines pulmonaires
☐ e. est toujours associée à une sensation d'étouffement.

18 – L'outil d'exclusion pour poser le diagnostic d'embolie pulmonaire est à 96 % :

☐ a. l'électrocardiogramme
☐ b. la radiographie pulmonaire
☐ c. le dosage sanguin des D-dimères
☐ d. l'échographie abdominale
☐ e. la numération formule sanguine (NFS)

19 – Les principaux signes cliniques d'une embolie pulmonaire sont :

☐ a. un état de choc
☐ b. une hémorragie, une douleur qui irradie dans les organes génitaux
☐ c. un malaise d'apparition brutale
☐ d. une angoisse, une dyspnée, une polypnée
☐ e. une douleur basithoracique

20 – La durée du traitement de l'embolie pulmonaire :

☐ a. est de 6 mois
☐ b. est de 3 mois
☐ c. dépend de l'existence d'un facteur déclenchant
☐ d. est de 6 semaines
☐ e. est de 3 semaines

21 – L'embolie pulmonaire :

☐ a. est confirmée avec certitude grâce notamment à la scintigraphie pulmonaire et à l'angioscanner spiralé des artères pulmonaires
☐ b. peut être favorisée par un alitement
☐ c. a comme principal symptôme une douleur thoracique constrictive
☐ d. permet de retrouver le signe de Homans (douleur du mollet à la dorsiflexion du pied) à l'examen clinique
☐ e. est favorisée par l'obésité

22 – Quelles sont les actions relevant de son rôle propre que peut mettre en œuvre l'infirmier(ère) dans le traitement de la thrombose veineuse profonde (TVP) à la phase aiguë ?

☐ a. aucune
☐ b. un traitement à base d'héparine

☐ c. un traitement à base d'antivitamine K
☐ d. une pose de contentions élastiques (bandes, bas)
☐ e. une mobilisation avec surélévation des pieds

23 – Les situations favorisant l'apparition d'une TVP sont :
☐ a. la chirurgie
☐ b. la bronchopneumopathie
☐ c. le cancer
☐ d. la cécité
☐ e. l'insuffisance cardiaque aiguë

24 – Les accidents vasculaires cérébraux (AVC) ischémiques provoquent :
☐ a. un hématome cérébral
☐ b. une dilatation cérébrale
☐ c. une sténose cérébrale
☐ d. un infarctus cérébral
☐ e. rien

25 – Quelles sont les causes d'un AVC ?
☐ a. un athérome des grosses artères (sténose carotidienne)
☐ b. l'hyperactivité physique
☐ c. l'alcool
☐ d. un athérome des petites artères
☐ e. une embolie d'origine cardiaque (arythmie, infarctus)

26 – « Négligence de l'hémicorps » est synonyme :
☐ a. de négligence unilatérale
☐ b. d'aphasie
☐ c. d'apraxie
☐ d. d'absence d'hygiène
☐ e. de dyslexie

27 – Quelles sont les complications générales pouvant survenir après un AVC ?
☐ a. pneumopathie, phlébite et embolie pulmonaire
☐ b. bronchopneumopathie chronique obstructive
☐ c. algodystrophie et subluxation de l'épaule
☐ d. escarres, hémorragie digestive
☐ e. dépression et dénutrition

28 – Les principaux facteurs de risque de récidive des AVC sont :
☐ a. la sédentarité et l'âge
☐ b. le sida
☐ c. l'alcool et la prise d'estroprogestatifs
☐ d. l'obésité et la grossesse
☐ e. l'hypertension rénovasculaire.

29 – Quels sont les signes cliniques évocateurs d'un AVC ?

☐ a. faiblesse musculaire ou paralysie
☐ b. douleur rétrosternale
☐ c. perte de la sensibilité et difficulté de langage
☐ d. claudication intermittente
☐ e. trouble visuel, instabilité ou chute

30 – Qu'est-ce qu'un cathétérisme cardiaque ?

☐ a. un examen destiné à mesurer les pressions (et les débits) intracardiaques à l'aide d'une sonde introduite dans les cavités cardiaques par voie artérielle uniquement
☐ b. un examen destiné à mesurer les pressions (et les débits) intracardiaques à l'aide d'une sonde introduite dans les cavités cardiaques par voie veineuse uniquement
☐ c. un examen destiné à mesurer les pressions (et les débits) extracardiaques à l'aide d'une sonde introduite dans les cavités cardiaques par voie artérielle ou veineuse
☐ d. un examen destiné à mesurer les pressions (et les débits) extracardiaques à l'aide d'une sonde introduite dans les cavités cardiaques par voie artérielle uniquement
☐ e. un examen destiné à mesurer les pressions (et les débits) intracardiaques à l'aide d'une sonde introduite dans les cavités cardiaques par voie artérielle ou veineuse

31 – Les différentes étapes du mécanisme physiopathologique de l'infarctus du myocarde (IDM) sont :

☐ a. une athérosclérose coronaire
☐ b. une rupture de plaque
☐ c. une obstruction de la lumière
☐ d. un ralentissement du débit sanguin
☐ e. une hypercoagulabilité du sang

32 – L'IDM :

☐ a. est une insuffisance d'apport sanguin au myocarde sans nécrose tissulaire
☐ b. est une insuffisance de perfusion par les artères coronaires qui entraîne la nécrose du tissu myocardique
☐ c. entraîne une élévation des créatines phosphokinases (CPK) et de la troponine
☐ d. cède habituellement à l'arrêt de l'effort ou après absorption sublinguale de trinitrine en 5 à 10 minutes
☐ e. s'accompagne d'irradiations dans le bras droit, la mâchoire et plus rarement dans l'épigastre

33 – Les signes cliniques de l'IDM sont :

☐ a. une douleur thoracique rétrosternale, en barre, constrictive, oppressive, lancinante
☐ b. une douleur thoracique péristernale

☐ c. une douleur irradiante au cou, à la mâchoire, au bras gauche, prolongée, ne cédant pas aux dérivés nitrés
☐ d. une douleur irradiante à droite vers les organes génitaux
☐ e. une douleur cédant à la prise de dérivés nitrés

34 – Au cours de l'IDM, la lecture de l'électrocardiogramme permet de visualiser :
☐ a. un segment ST qui s'abaisse en dessous de la ligne de base
☐ b. une onde T initialement ample, positive et symétrique
☐ c. un segment ST qui s'élève au-dessus de la ligne de base
☐ d. une onde Q qui se creuse progressivement
☐ e. une onde T est initialement ample, positive et symétrique

35 – Les complications de l'IDM sont :
☐ a. des récidives ischémiques
☐ b. des troubles du rythme
☐ c. un œdème aigu du poumon
☐ d. un choc cardiogénique
☐ e. une insuffisance ventriculaire gauche

36 – Le système porte :
☐ a. est un système de drainage artériel qui commence par des capillaires et qui se termine par des capillaires qui conduit le sang artériel riche en nutriments du foie jusqu'au tube digestif
☐ b. est un système de drainage veineux qui conduit le sang veineux de la tête, des membres inférieurs et supérieurs et du tronc jusqu'au cœur par l'intermédiaire des veines caves inférieures et supérieures
☐ c. est un système de drainage veineux qui commence par des capillaires et qui se termine par des capillaires qui conduit le sang veineux riche en nutriments du tube digestif jusqu'au foie
☐ d. est un système de drainage artériel qui conduit le sang artériel du cœur jusqu'à la tête, les membres inférieurs et supérieurs et le tronc par l'intermédiaire de l'aorte
☐ e. regroupe les vaisseaux qui conduisent la lymphe et la déversent dans le système veineux

37 – L'appareil digestif comprend :
☐ a. la bouche, les dents, la langue
☐ b. le pharynx
☐ c. les glandes salivaires, le pharynx, l'œsophage
☐ d. l'estomac, l'intestin grêle, le gros intestin
☐ e. le foie, les voies biliaires, le pancréas, la rate et le péritoine

38 – Le foie et ses limites dans la cavité abdominale se situent :
☐ a. sous le diaphragme
☐ b. en arrière du péritoine pariétal

☐ c. pour leur plus grande partie du côté droit de la cavité abdominale
☐ d. juste au-dessus du duodénum
☐ e. plaqués contre la paroi abdominale postérieure

39 – Dans l'abdomen, la vésicule biliaire se situe :

☐ a. plaquée contre la paroi abdominale postérieure
☐ b. en bas, en rapport avec le côlon transverse, et au-dessus, en rapport avec le duodénum et le pancréas
☐ c. sous le diaphragme
☐ d. en arrière du péritoine pariétal
☐ e. du côté gauche de la cavité abdominale

40 – La voie biliaire principale :

☐ a. draine directement la bile du foie au duodénum
☐ b. est aussi appelée canal cholédoque
☐ c. comprend exclusivement le confluent biliaire supérieur et le canal hépatique
☐ d. s'abouche au canal hépatique
☐ e. mesure 10 mm de diamètre

41 – Après ingestion d'aliments liquides et/ou solides :

☐ a. ces derniers passent d'abord par le gros intestin avant l'intestin grêle
☐ b. ces derniers sont transformés par l'estomac
☐ c. le péristaltisme permet l'avancée des aliments brassés dans le système digestif
☐ d. le bol alimentaire est propulsé le long du tube digestif grâce à des contractions
☐ e. la transformation des aliments se fait exclusivement grâce à la catalyse enzymatique

42 – L'appareil urinaire :

☐ a. distribue oxygène et nutriments aux cellules
☐ b. extrait du sang circulant les déchets et assure leur rejet à l'extérieur sous forme d'urines
☐ c. se compose de deux organes : les reins
☐ d. comporte deux parties distinctes : les voies intra-urinaires et les voies extra-urinaires
☐ e. assure la transformation du sang veineux en sang artériel

43 – Quelle est l'hormone qui est produite par le rein et qui va permettre la régulation de la pression artérielle ?

☐ a. la rénine
☐ b. l'aldostérone
☐ c. la dopamine
☐ d. l'adrénaline
☐ e. l'angiotensine 2

44 – Le rein possède un rôle de maintien de l'équilibre hydroélectrolytique qui consiste en :

☐ a. la formation d'angiotensine 2 qui augmente la tension artérielle par vaso-constriction

☐ b. la réabsorption du sodium et du potassium au niveau des tubules rénaux

☐ c. l'excrétion des déchets du métabolisme sous forme de créatinine

☐ d. la formation d'érythropoïétine

☐ e. l'activation de la vitamine D

45 – La réabsorption dans le système urinaire :

☐ a. est un transfert d'eau et de substances de l'urine vers le sang

☐ b. est un transfert d'eau et de substances du sang vers l'urine

☐ c. se fait exclusivement grâce à des phénomènes actifs

☐ d. ne nécessite pas l'intervention d'enzyme

☐ e. ne concerne que les éléments contenus dans le plasma sanguin

46 – Concernant l'anatomie de l'appareil urinaire :

☐ a. le sang des artères rénales arrive dans les artérioles afférentes, circule dans les capillaires glomérulaires et repart par les artérioles afférentes

☐ b. la voie excrétrice de chaque rein est constituée par les calices, le bassinet et l'uretère

☐ c. la voie excrétrice de chaque rein est constituée par l'urètre

☐ d. l'urètre féminin mesure plus de 10 cm

☐ e. la vessie est extensible

47 – La fièvre lors d'une occlusion intestinale suggère :

☐ a. un diagnostic tardif

☐ b. un choc hypovolémique dans tous les cas

☐ c. l'indication urgente de la chirurgie

☐ d. une nécrose intestinale et/ou une péritonite

☐ e. un cancer du sigmoïde

48 – Quels sont les intérêts de la pose d'une sonde nasogastrique (SNG) dans le traitement de l'occlusion intestinale ?

☐ a. la SNG arrête les vomissements

☐ b. elle permet de mesurer et de compenser les pertes

☐ c. elle lutte contre la stagnation de la pullulation bactérienne

☐ d. elle diminue la distension abdominale et les douleurs

☐ e. elle vide l'estomac avant une éventuelle intervention chirurgicale

49 – Lorsqu'un patient qui a des calculs vésiculaires se présente avec une douleur de l'hypochondre droit, sans fièvre, sans perturbation biologique, il a probablement :

☐ a. une pancréatite aiguë biliaire

☐ b. une cholécystite

☐ c. une angiocholite
☐ d. une colique néphrétique
☐ e. une colique hépatique

50 – La lithiase vésiculaire :

☐ a. peut s'accompagner d'une douleur de colique hépatique
☐ b. entraîne une gêne respiratoire
☐ c. se diagnostique essentiellement grâce à l'échographie
☐ d. n'est pas associée à des vomissements
☐ e. se révèle systématiquement lors d'une cholécystite aiguë

51 – Une hernie :

☐ a. est une affection toujours douloureuse
☐ b. s'extériorise préférentiellement lors d'effort de poussée abdominale et à la station debout
☐ c. est une faiblesse de la paroi musculaire
☐ d. ne se voit que chez les hommes, du fait d'une pression abdominale plus importante
☐ e. ne s'opère qu'en cas d'étranglement

52 – Quand on découvre des calculs vésiculaires chez un patient, il faut proposer une chirurgie :

☐ a. tout de suite pour éviter la survenue de complications potentiellement graves
☐ b. seulement en cas de complication
☐ c. selon la demande du patient
☐ d. jamais, on n'arrive toujours à dissoudre les calculs avec un traitement médicamenteux
☐ e. après avoir bu 2 à 3 litres d'eau par jour pendant 5 jours

53 – Les calculs vésiculaires sont une affection :

☐ a. rare
☐ b. qui s'opère toujours du fait de risque de complication
☐ c. fréquente, en particulier chez la femme
☐ d. en rapport avec le tabagisme
☐ e. plus fréquente chez les hommes que chez les femmes

54 – En cas de cholécystite lithiasique, le patient présentera :

☐ a. un ictère isolé
☐ b. une douleur et une augmentation de la lipase
☐ c. une douleur
☐ d. une fièvre
☐ e. une augmentation des globules blancs

55 – Les facteurs favorisant la formation de la lithiase urinaire sont :

☐ a. une augmentation de la concentration des urines
☐ b. le port d'une sonde vésicale à demeure

☐ c. un antécédent de chirurgie du bas appareil urinaire
☐ d. une infection à germe uréasique
☐ e. un obstacle sur les voies urinaires

56 – Indiquez le traitement d'une lithiase urique.

☐ a. hydratation abondante, suppression des aliments riches en purines, alcalinisation des urines
☐ b. régime pauvre en calcium, alcalinisation des urines et hydratation abondante
☐ c. diurétique thiazidique, régime pauvre en calcium et hydratation abondante
☐ d. suppression des aliments riches en purines, alcalinisation des urines et régime pauvre en calcium
☐ e. suppression des aliments riches en purines, alcalinisation des urines et hydratation abondante

57 – Les signes cliniques de la crise de colique néphrétique sont :

☐ a. une douleur soulagée par les apports hydriques pendant la crise
☐ b. une douleur augmentée par les apports hydriques pendant la crise
☐ c. un contact lombaire douloureux
☐ d. une anurie systématique et l'absence de position antalgique
☐ e. une douleur brutale irradiant vers les organes génitaux

58 – Les principaux risques des lithiases urinaires à long terme sont :

☐ a. la mise en place d'une stomie urinaire
☐ b. la mise en place d'une sonde vésicale à demeure
☐ c. la fibrose rénale
☐ d. l'insuffisance rénale chronique
☐ e. le diabète

59 – Le mécanisme physiopathologique de la lithiase urinaire est le suivant :

☐ a. migration de calcul
☐ b. sonde vésicale à demeure obstruée
☐ c. globe vésical
☐ d. dilatation des cavités pyélocalicielles
☐ e. infection urinaire

60 – Parmi les réponses proposées, indiquez celles qui font partie du mécanisme physiopathologique de la bronchopneumopathie chronique obstructive (BPCO).

☐ a. altérations morphologiques des petites voies aériennes
☐ b. altérations des voies aériennes supérieures
☐ c. altérations endothéliales
☐ d. infiltrat inflammatoire intrabronchiolaire
☐ e. épaississement musculaire péribronchiolaire

61 – Quel est le but du traitement diurétique intraveineux dans l'œdème aigu pulmonaire (OAP) ?

☐ a. renforcer et régulariser la fonction cardiaque
☐ b. réduire les complications emboliques
☐ c. diminuer la surcharge hydrosodée
☐ d. diminuer les troubles du rythme
☐ e. traiter l'hypotension artérielle

62 – Les signes cliniques de l'OAP sont :

☐ a. une raideur de la nuque
☐ b. un essoufflement
☐ c. une akinésie
☐ d. une hypersialorrhée
☐ e. un tirage

63 – En cas d'OAP, indiquez vos actions.

☐ a. Je relève la saturation en oxygène.
☐ b. Je réalise une glycémie capillaire.
☐ c. J'installe le patient en décubitus dorsal strict.
☐ d. Je l'installe en position semi-assise.
☐ e. Je note la fréquence cardiaque.

64 – L'OAP est un état asphyxique causé par l'inondation des alvéoles pulmonaires par :

☐ a. de la salive
☐ b. du sang inhalé
☐ c. de l'eau ingérée par inhalation
☐ d. du plasma
☐ e. des expectorations

65 – Quels examens confirment le diagnostic clinique de l'OAP ?

☐ a. la radiographie pulmonaire, les gaz du sang et l'électrocardiogramme
☐ b. le scanner thoracique, les gaz du sang et l'électrocardiogramme
☐ c. les gaz du sang, l'électrocardiogramme et la scintigraphie pulmonaire
☐ d. la radiographie pulmonaire, les gaz du sang et la ponction pleurale
☐ e. uniquement la radiographie pulmonaire

66 – L'OAP :

☐ a. est un signe d'insuffisance cardiaque droite
☐ b. donne surtout une dyspnée
☐ c. se caractérise par des râles ronflants à l'auscultation pulmonaire
☐ d. nécessite une prise en charge en urgence
☐ e. donne des images anormales sur la radiographie pulmonaire

67 – Parmi les réponses proposées, indiquez lesquelles sont des étiologies des bronchopneumopathies chroniques obstructives (BPCO).

☐ a. l'alcool
☐ b. le tabac
☐ c. les polluants atmosphériques, urbains, domestiques
☐ d. l'obésité
☐ e. l'exposition professionnelle (bois, coton, poussières de métal)

68 – Parmi les réponses suivantes, indiquez lesquelles sont des BPCO.

☐ a. l'emphysème
☐ b. l'apnée du sommeil
☐ c. la tuberculose
☐ d. l'infection pulmonaire
☐ e. les bronchites chroniques obstructives

69 – L'asthme est une maladie inflammatoire chronique :

☐ a. des bronches
☐ b. du larynx
☐ c. de la trachée
☐ d. du diaphragme
☐ e. du pharynx

70 – Cherchez l'intrus. Lorsque la bronche de l'asthmatique est irritée ou stimulée :

☐ a. elle se contracte rapidement avec une relaxation rapide (gêne respiratoire)
☐ b. la gêne respiratoire induite par la contraction de la bronche disparaît rapidement ou après inhalation de bronchodilatateurs
☐ c. la bronche développe un œdème inflammatoire (gonflement des muqueuses) qui réduit le diamètre de la bronche
☐ d. cet œdème résiste à la prise d'anti-inflammatoires et cède aux bronchodilatateurs
☐ e. les mucosités qui remplissent les bronches provoquent une toux grasse avec crachats plus ou moins épais et collants en fin de crise

71 – Le diagnostic d'asthme :

☐ a. recherche des signes évocateurs de la maladie asthmatique
☐ b. décrit un épisode isolé de gêne respiratoire parfois sifflante, ou de toux, particulièrement la nuit ou au réveil
☐ c. retrouve un facteur déclenchant (effort, allergie, infection)
☐ d. indique la réalisation d'une exploration fonctionnelle respiratoire (EFR)
☐ e. se fait par un test de stimulation bronchique si les EFR sont anormales

72 – Cherchez l'intrus. L'hyperactivité bronchique :

☐ a. est une particularité des bronches à réagir plus vite et plus fort que les bronches normales à toutes les agressions

☐ b. fait partie de la définition de l'asthme
☐ c. n'est jamais retrouvée dans la bronchite chronique
☐ d. se mesure à l'aide d'un test de provocation bronchique
☐ e. se mesure en stimulant les bronches en respirant de l'air froid, ou en faisant pratiquer un exercice

73 – Cherchez l'intrus. L'emphysème :

☐ a. est une maladie qui atteint les poumons
☐ b. correspond à une augmentation de taille des alvéoles situées après les plus petites bronches
☐ c. cette augmentation est due à une destruction des séparations entre les alvéoles pulmonaires
☐ d. n'est pas directement lié au tabac
☐ e. peut être une complication d'une inflammation et d'une obstruction bronchique qui se prolonge pendant des années

74 – Le mécanisme physiopathologique de la thrombose veineuse est le suivant, sauf un. Indiquez lequel.

☐ a. Elle est dite « profonde » lorsqu'elle touche les petites veines situées entre la peau et les muscles.
☐ b. La localisation préférentielle des phlébites profondes se situe dans les membres inférieurs (jambes, cuisses, plis de l'aine).
☐ c. L'altération de la paroi veineuse est un facteur mineur, sauf en présence de cathéter veineux central ou de foyer septique locorégional.
☐ d. La stase veineuse liée à l'alitement ou à l'immobilisation prolongée, à l'insuffisance veineuse chronique, aux compressions extrinsèques (adénopathies, cancers digestifs ou pelviens) est un facteur favorisant.
☐ e. L'activation des facteurs de la coagulation favorisée par les traumatismes, l'accouchement, la chirurgie, les déficits acquis ou congénitaux en certains facteurs protecteurs peut provoquer des thromboses veineuses profondes.

75 – Le déroulement d'un Doppler veineux et son indication sont les suivants, sauf un. Indiquez lequel.

☐ a. L'écho-Doppler veineux est l'examen de première intention devant une suspicion de thrombose veineuse (ou phlébite) des membres inférieurs ou supérieurs.
☐ b. Il étudie la vitesse des flux sanguins dans les vaisseaux mais n'est pas indolore.
☐ c. Il utilise les ultrasons et permet de visualiser la paroi des veines, le thrombus (caillot) à l'intérieur des veines.
☐ d. Le médecin explore les veines en posant la sonde d'échographie sur les jambes ou les bras et en la déplaçant de haut en bas sur toute la hauteur du membre exploré et en effectuant des manœuvres de compression/décompression.

☐ e. Cet examen nécessite l'utilisation d'un gel aqueux pour permettre la transmission des ultrasons et est sans danger chez la femme enceinte.

76 – Cherchez l'intrus. Devant une crise d'asthme qui débute :

☐ a. il faut prendre rapidement son traitement bronchodilatateur inhalé d'action rapide

☐ b. si la crise ne cède pas, il ne faut pas renouveler la prise de bronchodilatateur d'action rapide

☐ c. si la crise persiste, il faut appeler rapidement son médecin traitant ou le Samu (Service d'aide médicale urgente – 15

☐ d. il peut être utile de mesurer le débit expiratoire de pointe (apprécie la gravité de la crise)

☐ e. si la crise se répète, il faut consulter son médecin dans la journée ; il pourra prescrire des corticoïdes pendant plusieurs jours

77 – Les symptômes survenant pendant une crise d'asthme et qui sont des signes d'extrême gravité sont les suivants, sauf un. Indiquez lequel.

☐ a. une difficulté ou une impossibilité de parler

☐ b. une impossibilité de rester allongé

☐ c. une respiration très rapide

☐ d. un débit expiratoire de pointe supérieur à 40 % de la valeur habituelle

☐ e. une récidive de la crise dans les heures qui suivent, après avoir cédé

Réponses aux QCM

1 – b.
2 – c. – d.
3 – c.
4 – a. – c. – d.
5 – a. – c. – e.
6 – d.
7 – a. – d.
8 – b.
9 – a. – c. – d. – e.
10 – d.
11 – b. – e.
12 – e.
13 – a. – b. – c.
14 – a. – c. – d. – e.
15 – d.
16 – b. – e.
17 – a. – c.

18 – c.
19 – a. – c. – d. – e.
20 – c.
21 – a. – b. – e.
22 – e. Attention, ici, la question concerne exclusivement le rôle propre de l'infirmière. Sur prescription médicale, le médecin aurait pu demander la mise en œuvre d'héparine, d'antivitamine K et une contention élastique.
23 – a. – c. – e.
24 – a.
25 – a. – d. – e.
26 – a.
27 – a. – c. – d. – e.
28 – a.
29 – a. – c. – e.
30 – e.
31 – a. – b. – c. – d.
32 – b. – c.
33 – a. – c.
34 – b. – c. – d.
35 – a. – b. – d. – e.
36 – c.
37 – a. – c. – d. – e.
38 – a. – c. – d.
39 – b.
40 – a.
41 – b. – c. – d.
42 – b. – c.
43 – e.
44 – a. – b.
45 – a.
46 – a. – b. – e.
47 – d.
48 – a. – b. – c. – d. – e.
49 – e.
50 – a. – b. – c.
51 – b. – c.
52 – b.
53 – c.
54 – c. – d. – e.
55 – a. – d. – e.

56 – a.
57 – b. – c. – e. – La réponse d ne convient pas car, parmi les deux réponses proposées, l'une est inexacte ; en effet, l'anurie n'est pas systématique. C'est donc l'association des deux réponses qui est fausse.
58 – d.
59 – a. – d.
60 – a. – e.
61 – d.
62 – b. – d. – e.
63 – a. – d. – e.
64 – d.
65 – a.
66 – b. – d. – e.
67 – b. – c. – e.
68 – a. – b. – c. – e.
69 – a.
70 – d.
71 – a. – c. – d.
72 – c.
73 – d.
74 – a.
75 – b.
76 – b.
77 – d.

Chapitre 3

Entraînez-vous avec des QROC

1 – Qu'appelle-t-on petite et grande circulation ?

petite circulat° : oxygénat° du sang du cœur qui va aux poumons et reconduit par les veines pulmonaires au cœur.
Grande circulat° : distribut° du sang oxygéné ds les autres organes

2 – Expliquez la physiologie de la respiration.

3 – Décrivez la vascularisation cérébrale.

4 – Citez les différentes fonctions du foie.

*Fonct° hémodynamique régule la vitesse du Flux sanguin
*fonct° de product° d'éléments biologique indispensables (protéines, lipides, glucide ainsi que la synthèse de nombreux facteur de la coagulat°)
*le rejet des déchets biologiques et des toxiques pour la protect° de l'organisme et la detoxicat°.

5 – Décrivez l'appareil digestif.

6 – Expliquez les différentes fonctions du rein et les différentes fonctions du néphron.

Rein *Equilibre hydroelectrolytique.
*équilibre acidobasique
*excrét° des substances organique
néphron = Filtrat°

7 – Expliquez en quoi l'alimentation joue un rôle dans la survenue des calculs urinaires.

8 – Expliquez en quoi consiste une coloscopie.

9 – Décrivez ce qu'est une stomie digestive et détaillez le rôle éducatif de l'infirmier(ère).

10 – Décrivez le rôle éducatif de l'infirmier(ère) concernant l'alimentation et les lithiases urinaires.

11 – Expliquez le mécanisme physiopathologique de l'asthme.

12 – Expliquez en quoi consistent les explorations fonctionnelles respiratoires. Précisez leur intérêt chez le patient asthmatique.

Réponses aux QROC

1

La **petite circulation** constitue le circuit du sang du cœur droit vers le cœur gauche à travers les poumons. Le sang veineux arrive au cœur droit par les veines caves. Il est propulsé par le ventricule droit vers les poumons. C'est là qu'il va perdre son gaz carbonique et s'enrichir en oxygène. Il devient alors du sang « artériel » qui retourne vers le cœur gauche par les veines pulmonaires.

La **grande circulation** constitue le circuit du sang du cœur gauche vers le cœur droit, à travers tout l'organisme. Le sang artériel est propulsé du cœur gauche par le ventricule. Il circule à l'intérieur de tout l'organisme. Après la traversée des organes, il devient du sang « veineux » qui retourne au cœur droit par les veines caves.

2

La respiration comprend des phénomènes mécaniques (les mouvements respiratoires) et des phénomènes chimiques (les échanges gazeux au niveau des poumons et des tissus).

Lors des **mouvements respiratoires**, la respiration est composée de deux temps distincts : l'inspiration (phénomène actif) par laquelle le poumon se gonfle d'air et l'expiration (phénomène passif) au cours de laquelle se produit le rejet de l'air inspiré précédemment.

Les **phénomènes chimiques** de la respiration comprennent trois étapes :

- les échanges gazeux au niveau des poumons (entre le sang veineux et l'air alvéolaire, par diffusion simple des gaz à travers la paroi alvéolaire, d'un milieu à l'autre). Ils aboutissent à la transformation du sang veineux en sang artériel) ;
- le transport des gaz par le sang circulant : l'oxygène et le gaz carbonique sont transportés par le sang des poumons aux cellules et inversement ;
- les échanges gazeux au niveau des cellules. Ils s'effectuent sur le mode inverse de ce qui se passe au niveau des poumons.

3

La vascularisation cérébrale est scindée en deux systèmes émanant des artères du cou qui se nomment : 1) le système carotidien, composé des artères carotides internes et 2) le système vertébrobasilaire, composé des artères vertébrales. À la base du crâne, ces deux systèmes se relient par des artères : on appelle cela le polygone de Willis. Le système vertébrobasilaire irrigue une partie des hémisphères cérébraux (par l'artère cérébrale postérieure) ainsi que le tronc cérébral et le cervelet. Le système carotidien irrigue le reste des hémisphères cérébraux grâce aux artères cérébrales antérieure et moyenne. Les hémisphères cérébraux sont découpés en territoires vasculaires bien définis, vascularisés par ces artères.

4

Les différentes fonctions du foie sont :

- la fonction hémodynamique : le foie régule le flux sanguin à une vitesse de 1 litre/minute grâce à sa double vascularisation par l'artère hépatique et la veine porte ;
- la fonction de production d'éléments biologiques indispensables tels que les protéines, lipides, glucides ainsi que la synthèse de nombreux facteurs de coagulation ;
- le rejet des déchets biologiques et des toxiques pour la protection de l'organisme et la détoxication. Une des fonctions du foie est la sécrétion de la bile par les cellules hépatiques.

5

L'appareil digestif débute à la bouche et se termine à l'anus. Formé d'organes creux (composant le tube digestif) et d'organes pleins, les glandes annexes (reliés au tube digestif), il se compose de la bouche, des dents, de la langue, des glandes salivaires, du pharynx, de l'œsophage, l'estomac, l'intestin grêle, du gros intestin, du foie, des voies biliaires, du pancréas, de la rate et du péritoine. Il transforme notre alimentation, qui peut ainsi être absorbée par notre organisme.

6

Les différentes **fonctions du rein** sont :

- l'équilibre hydroélectrolytique, c'est-à-dire la régulation de l'excrétion rénale du sodium (Na) à tous les niveaux du néphron, l'excrétion de l'eau sous forme d'urine, l'équilibre du volume hydrique en fonction du sodium contenu, et l'excrétion urinaire ;
- le maintien de l'équilibre acidobasique en neutralisant la production des ions H^+ ainsi que par le maintien du pH entre 7,35 et 7,43 ;
- l'excrétion des substances organiques.

Les différentes **fonctions du néphron** sont :

- au niveau du système vasculaire : les capillaires glomérulaires et péritubulaires filtrent le 1/5e du plasma. Il y a autorégulation du débit de sang dans ces structures vasculaires ;
- au niveau du système urinaire : l'urine primitive se modifie profondément dans les tubes grâce à des transferts d'eau et de substances dissoutes de l'urine vers le sang (réabsorption) ou du sang péritubulaire vers l'urine (sécrétion) ;
- au niveau de l'appareil juxtaglomérulaire : élaboration de la rénine, qui intervient dans la fabrication de l'angiotensine (responsable d'une vasoconstriction locale et ainsi d'une augmentation de la sécrétion d'aldostérone).

7

La présence de calculs urinaires (lithiase urinaire ou calculs rénaux) peut être induite par des maladies monogéniques comme l'anémie de Fanconi, des pathologies systémiques ou un simple déséquilibre nutritionnel. Il s'agit de cristaux qui ont perdu leur solubilité du fait d'une consommation insuffisante d'eau pour diluer les urines, d'une carence en vitamines D et B, ou d'une consommation excessive de calcium (Ca), ou bien d'une alimentation avec faible teneur en calcium, d'un régime trop riche en sodium (Na) ou trop pauvre en potassium (K), magnésium (Mg), citrates, ou d'une consommation importante de protéines animales. Ainsi, les calculs urinaires se déposent sous forme de petits cailloux et tentent d'être éliminés dans les urines.

8

La coloscopie introduit par voie basse (anus) un endoscope souple (tube muni d'un faisceau lumineux et d'un système de vision optique ou vidéo) afin de visualiser le côlon. Elle est prescrite à visée diagnostique (recherche de tumeur) ou thérapeutique (ablation). Elle s'effectue souvent sous anesthésie générale et induit de prévoir une consultation d'anesthésie ainsi que la réalisation d'examens complémentaires (bilan d'hémostase, groupe sanguin). Elle nécessite une préparation spécifique pour le patient (régime sans résidu pendant 3 jours avant la date de l'examen et purge du côlon la veille) pour que le côlon soit parfaitement propre. Une prémédication peut être prescrite avant le début de l'examen. Le patient doit également être préparé comme s'il partait au bloc opératoire. Après la coloscopie, la surveillance des pulsations cardiaques, de la tension artérielle, de la température, de la douleur et de rectorragies est indispensable. Le nettoyage et la désinfection de l'endoscope requièrent des modalités spécifiques.

9

Une stomie consiste à dériver à l'extérieur du corps le contenu intestinal qui sera alors recueilli grâce à une poche (ce qui altère l'image du corps). Il s'agit de l'abouchement de l'intestin à la peau. Le patient n'a plus le contrôle sur ses sphincters. L'infirmier(ère) doit accompagner le patient dans la prise en charge des soins à effectuer sur cette stomie : manipulation du matériel (support, poche) et réalisation des soins d'hygiène autour de ce dispositif. Il (elle) lui apprend à reconnaître les complications qui peuvent survenir : lésions cutanées, ulcérations. L'infirmier(ère) doit inciter le patient à mener une vie la plus normale possible en évitant essentiellement les sports violents et les vêtements serrés.

10

Les conseils à prodiguer sont les suivants : la quantité des apports hydriques doit être de 2 litres par jour, répartis sur toute la journée et la nuit avec en plus 2 verres de jus d'orange. Les apports en Ca doivent être compris entre 800 mg et 1 g par jour. Consommer entre 150 et 180 g de viande, poisson ou 2 à 3 œufs par jour. Ne jamais ajouter de sel à table. Éviter les aliments riches en oxalate (chocolat), acide urique, la charcuterie, les abats, la viande de gibier, les sucreries, bonbons, la pâtisserie et les sodas. Augmenter l'apport en fibres alimentaires. Avoir une activité physique quotidienne et régulière. Surveiller ses apports caloriques journaliers. Enfin, varier l'alimentation et consommer des fibres (fruits et légumes). Ces règles diététiques doivent être respectées à vie, mais sont moins efficaces si l'apport hydrique est inférieur à 2 litres par jour.

11

L'asthme est une maladie inflammatoire chronique responsable d'une hyperréactivité bronchique qui se manifeste cliniquement par une respiration sifflante, une dyspnée et une toux qui imposent la position assise. Les bronches se contractent en réaction à un stimulus (polluants, tabac, foyers infectieux) et le patient produit beaucoup d'expectorations. Les troubles cessent ou diminuent à la prise de bronchodilatateurs parfois associés à une corticothérapie et à de la kinésithérapie respiratoire sur prescription médicale.

12

Les explorations fonctionnelles respiratoires (EFR) servent à mesurer le souffle (volumes et débits d'air mobilisés par le patient) soit par pléthysmographie, soit par spirométrie. La **pléthysmographie** se déroule dans une cabine transparente : le patient est assis, respirant par la bouche avec un pince-nez. Elle permet également de mesurer la quantité d'air restant dans les poumons après une expiration profonde, ainsi que les résistances des grosses bronches à l'écoulement de l'air. La **spirométrie** permet de mesurer le débit expiratoire de pointe et de tracer une courbe débit-volume. **L'EFR chez l'asthmatique** permet : de quantifier l'importance du déficit de la fonction ventilatoire et de préciser son mécanisme, de rechercher des anomalies fonctionnelles associées, de quantifier la réversibilité de l'obstruction et de suivre l'évolution de la maladie.

Entraînez-vous avec des schémas

Schéma 1 : Annotez le schéma de la circulation sanguine.

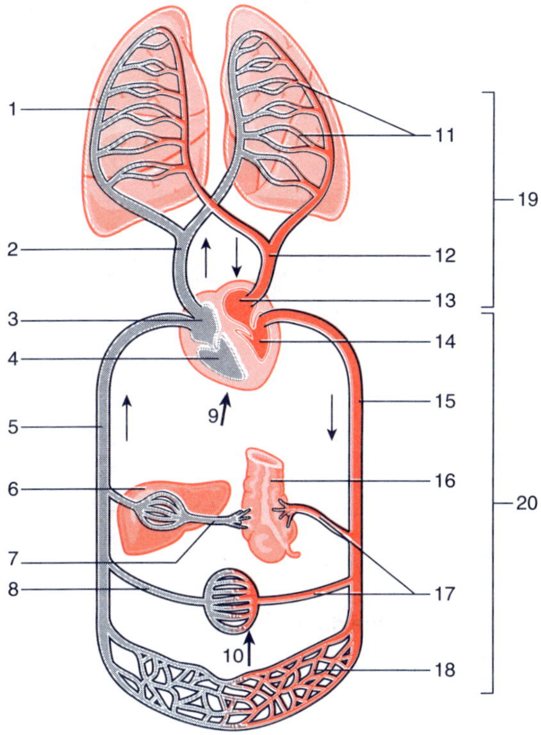

Schéma 2 : Annotez le schéma de l'organisation de la circulation du foie.

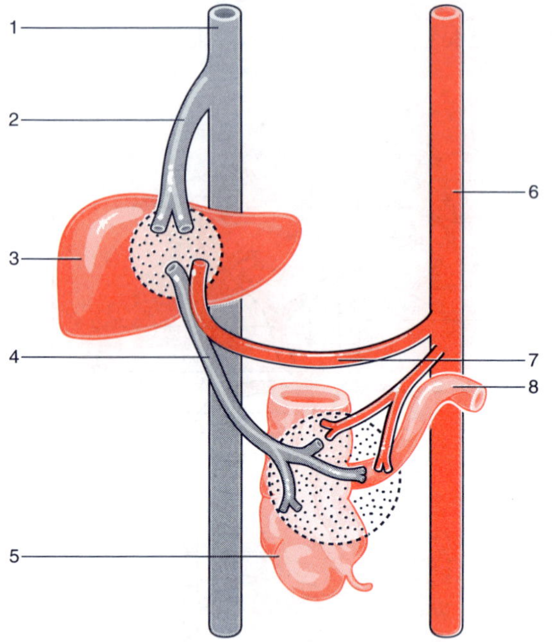

Schéma 3 : Annotez le schéma du néphron.

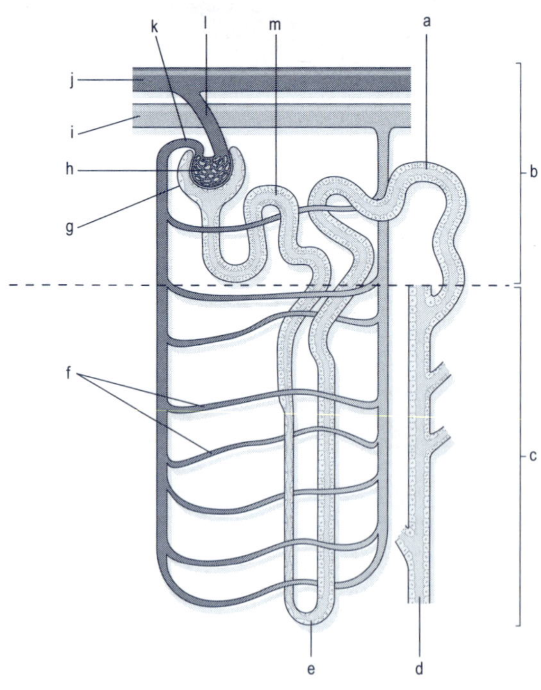

Source : Ross et Wilson, *Anatomie et physiologie normales et pathologiques*, par Waugh, Elsevier Masson, 2011

Réponses aux schémas

Schéma 1

1) Poumons 2) Artère pulmonaire 3) Oreillette droite 4) Ventricule droit 5) Veine cave 6) Foie 7) Veine porte 8) Veine 9) Cœur 10) Rein 11) Capillaires pulmonaires 12) Veine pulmonaire 13) Oreillette gauche 14) Ventricule gauche 15) Aorte 16) Intestin 17) Artère 18) Capillaires 19) Petite circulation 20) Grande circulation

Schéma 2

1) Veine cave inférieure 2) Veine sus-hépatique 3) Foie 4) Veine porte 5) Gros intestin 6) Aorte 7) Artère hépatique 8) Intestin grêle

Schéma 3

a) Tubule contourné distal. b) Cortex rénal. c) Médullaire rénal. d) Canal collecteur. e) Boucle médullaire (boucle de Henle). f) Capillaires péri-tubulaires. g) Capsule glomérulaire. h) Glomérule. i) Branche de la veine rénale. j) Branche de l'artère rénale. k) Artériole efférente. l) Artériole afférente. m) Tubule contourné proximal.

Entraînez-vous avec des situations cliniques

Situation clinique 1

Une femme, 65 ans, est hospitalisée en cardiologie pour douleur thoracique (légère et diffuse), grosse jambe droite inflammatoire depuis un mois et douloureuse depuis 3 à 4 heures. Sa pression artérielle est de 170/100 mmHg (hypertension artérielle [HTA] connue et traitée depuis 20 ans), ses pulsations cardiaques de 82/min, sa température de 38,1 °C; elle est dyspnéique à la mobilisation, pèse 73 kg pour 1,56 m et porte un bas de contention à la jambe gauche (phlébite du membre inférieur gauche il y a 7 ans). À la vue des résultats biologiques et du Doppler veineux des membres inférieurs, le médecin diagnostique une thrombose veineuse partielle de la partie supérieure fémorale, de la veine iliaque et de la veine poplitée ainsi qu'une HTA modérée. Le repos strict au lit est prescrit ainsi que de la Calciparine® et des bas de contention.

Développez l'étiologie, les signes, les objectifs et actions en lien avec le problème médical « thrombophlébite du membre inférieur droit ».

....

....

....

....

....

....

....

....

Situation clinique 2

Une femme de 55 ans, hospitalisée en neurologie pour accident vasculaire cérébral (AVC) probablement ischémique (légère sténose de l'axe carotidien gauche à l'écho-Doppler des troncs supra-aortiques) ayant entraîné une hémiplégie droite brutale avec paralysie faciale droite, aphasie et troubles de la déglutition présente ce matin : un encombrement bronchique, des rougeurs au sacrum et aux talons, les pieds en équin et les urines concentrées. Elle pèse 83 kg pour 1,65 m.

Ses antécédents :

- hypertension artérielle (depuis 6 ans);
- diabète de type 2 (depuis 1 an);
- syndrome dépressif suite à un divorce;
- trouble du rythme.

Les prescriptions :

- repos au lit (tête surélevée à 30°);
- sonde nasogastrique;

- sonde urinaire ;
- diurétique hypokaliémiant, antiagrégant plaquettaire, héparine de bas poids moléculaire, glucosé isotonique, insuline à action rapide.

Développez l'étiologie, les signes, les objectifs et actions en lien avec le problème médical « accident vasculaire cérébral ».

....

....

....

....

....

....

....

....

Situation clinique 3

Une femme, 47 ans, est hospitalisée en chirurgie digestive pour douleurs abdominales (échelle visuelle analogique [EVA] = 7), arrêt du transit depuis 10 jours, vomissements fécaloïdes depuis 24 heures plutôt bilieux. Sa pression artérielle est de 12/6 mmHg, avec 105 pulsations cardiaques/min et 38 °C de température. Elle pèse 45 kg pour 1,65 m. Le scanner découvre une occlusion au niveau de l'angle gauche du côlon sur une tumeur sténosante.

Le médecin prescrit :

- pose d'une sonde nasogastrique en aspiration douce ;
- voie veineuse périphérique ;
- sonde vésicale ;
- à jeun pour passage au bloc opératoire avec possibilité de réalisation d'une stomie ;
- glucosé isotonique, morphine, antibioprophylaxie ;
- consultation d'anesthésie.

Développez l'étiologie, les signes, les objectifs et actions en lien avec le problème médical « occlusion intestinale ».

....

....

....

....

....

■ **Situation clinique 4**

Un homme de 37 ans est hospitalisé en urologie pour violentes douleurs lombaires gauches irradiant vers les organes génitaux externes, vomissements, hyperthermie à 38 °C, traces de sang à la bandelette urinaire. La tension artérielle est de 120/80 mmHg et les pulsations cardiaques de 92/min. L'abdomen sans préparation montre une image de tonalité calcique se projetant au niveau de la voie urinaire gauche. Le médecin diagnostique une lithiase urinaire et prescrit : restriction hydrique, tamisage des urines, bilan phosphocalcique sur les urines des 24 heures et dosage de l'uricémie, lithotritie extracorporelle.

■ **Indiquez l'intérêt des prescriptions médicales.**

Réponses aux questions des situations cliniques

■ **Situation clinique 1**

La thrombophlébite du membre inférieur a pour **étiologies :**

- les antécédents de phlébite du membre inférieur gauche il y a 7 ans ;
- l'utilisation des bas de contention non adéquate du seul coté gauche ;
- l'âge ;
- la surcharge pondérale avec un indice de masse corporelle (IMC) à 30.

Les **signes** sont :

- l'obstruction partielle de la partie supérieure fémorale, de la veine iliaque et de la veine poplitée au Doppler veineux des membres inférieurs ;
- la grosse jambe droite inflammatoire depuis un mois et douloureuse depuis 3 à 4 heures ;
- la température à 38,1 °C.

Objectifs : dissoudre le caillot et lever l'obstruction.

Actions du rôle propre :

- surveillance : locale de la chaleur, de l'œdème, la douleur et la rougeur ;
- surveillance de l'apparition d'embolie pulmonaire (dyspnée, tachycardie) ;
- surveillance de la température (dissociation pouls/température).

Actions sur prescription médicale :

- repos strict au lit pour ne pas mobiliser le caillot et éviter l'embolie pulmonaire ;
- bas de contention pour favoriser le retour veineux et aider à la dissolution du caillot ;
- administration de Calciparine® en sous-cutané et surveillance des signes hémorragiques pour les effets secondaires principaux ;
- prélèvement du temps de céphaline activée (normes de la TCA : entre 1 fois et demie et 3 fois le témoin) 4 ou 6 heures après la première injection pour surveillance (quotidienne) de l'efficacité du traitement. La dose d'héparine sera adaptée en fonction des résultats du contrôle biologique et après chaque modification de dose.

Situation clinique 2

Étiologie de l'AVC :

- l'HTA ;
- la surcharge pondérale ;
- les troubles du rythme ;
- le diabète.

Signes :

- une difficulté à la mobilisation (hémiplégie droite brutale) avec déficit en autosoins ;
- une altération de la communication verbale (paralysie faciale droite, aphasie) ;
- une incapacité de s'alimenter et de s'hydrater (troubles de la déglutition) ;
- un encombrement bronchique ;
- une atteinte à l'intégrité de la peau (rougeur, attitude vicieuse, sonde vésicale) ;
- un risque thrombo-embolique (repos au lit) ;
- un risque infectieux (voie veineuse périphérique) ;
- un risque de constipation (hémiplégie, alitement, apport hydrique restreint).

Objectifs :

- mobilisation de l'hémicorps valide gauche ;
- récupérer une position fonctionnelle du pied droit ;
- présenter une peau saine et propre sans aggravation de l'état cutané ;
- bien-être et confort ;
- pas de phlébite ou d'embolie pulmonaire ;
- selles d'ici 48 heures ;
- s'exprimer sur son ressenti ;

- absence de fausses routes et moins d'encombrement ;
- hydratation suffisante ;
- pas d'infection.

Actions du rôle propre :

- confort : mise en place d'échange à l'aide d'un support papier et d'un crayon ou d'une ardoise, installation dans le lit et changement de position, literie adaptée avec aménagement de l'environnement (sonnette, potence, arceau pour lourdeur des draps) ;
- soins d'hygiène et habillement avec stimulation selon ressources (utilisation de la main gauche), mobilisation douce, participation active (température de l'eau, essuyage) ;
- surveillance des signes de complications thrombo-emboliques (douleur, œdème, rougeur, chaleur pour la phlébite ou douleur thoracique, dyspnée à type de polypnée ; hypotension, et tachycardie pour l'embolie pulmonaire) ;
- massage abdominal, hydratation et fréquence des selles, gaz, position semi-assise ;
- aspiration trachéale si besoin ;
- surveillance locale sonde vésicale, sonde nasogastrique et cathéter périphérique ;
- surveillance de l'état de conscience, l'état respiratoire, la température, la diurèse, l'aspect des urines.

Actions sur prescription médicale : traitement, kinésithérapie respiratoire, premier levé, barrières pour l'aider à se tourner, soins d'escarres, régime alimentaire.

Situation clinique 3

Étiologie de l'occlusion intestinale basse : une tumeur présente dans l'angle gauche colique qui obstrue la lumière intestinale.

Signes :

- des douleurs abdominales ;
- un arrêt des gaz et des matières ;
- des vomissements ;
- la création d'un troisième secteur à l'origine d'une hypovolémie (chute de la tension artérielle, tachycardie) avec un risque de déshydratation et de troubles hydroélectrolytiques aggravés par les vomissements ;
- un risque infectieux (translocation bactérienne).

Objectifs :

- maintenir une volémie et un équilibre électrolytiques satisfaisants avec limitation de l'hyperpression intraluminale ;
- éviter une translocation bactérienne et une performation de la paroi digestive ;
- lever l'obstacle.

Actions du rôle propre : préparation pour départ au bloc opératoire (douche bétadinée, ablation des bijoux, chemise de bloc, etc.), surveillance de la diurèse, surveillance de la température, pulsations cardiaques, fréquence respiratoire (état de choc), installation confortable de la patiente, récupérer le bilan sanguin, la carte de groupe sanguin et préparer le dossier, surveillance point de ponction voie veineuse périphérique.

Actions sur prescription médicale : à jeun, SNG en aspiration douce, pose et soins de la sonde (gastrique, vésicale), bilan sanguin et urinaire pour consultation d'anesthésie, ECG, administration d'antibiotiques en prophylaxie, glucosé, morphine avec surveillance de l'efficacité des traitements et de la survenue des effets secondaires.

Situation clinique 4

- La **restriction hydrique** (moins de 500 ml d'apport/24 heures) évite d'augmenter la surpression intra-urétérale en cas d'obstruction par le calcul (et donc la distension et le retentissement sur le rein).
- Le **tamisage des urines** vérifie l'élimination du calcul afin de l'envoyer en analyse pour en connaître la composition et d'adapter au mieux les conseils alimentaires, notamment, ainsi que le traitement.
- Le **bilan phosphocalcique sur les urines des 24 heures** : élimine une hypercalcémie, une hyperparathyroïdie ; une hypercalciurie associée à une hyperphosphaturie qui pourrait traduire une intoxication par les diurétiques.
- Le **dosage de l'uricémie** permet d'éliminer une goutte.
- La **lithotritie** est un traitement qui consiste à éliminer les lithiases des voies urinaires, du rein, de l'uretère ou de la vésicule biliaire. Il s'agit de fractionner les lithiases ou calculs en morceaux, grâce à des ondes de choc qui vont provoquer une minime fissuration du calcul à chaque impulsion. Ils seront ensuite éliminés par les voies naturelles.

CHAPITRE 4

UE 2.11 – Pharmacologie et thérapeutiques

PRÉREQUIS

Testez votre niveau sur les prérequis

▶ UE 2.11 du semestre 1 – Pharmacologie et thérapeutiques

Dans cet enseignement, les objectifs sont de citer les mécanismes d'action, d'absorption et d'élimination des médicaments, d'identifier les notions de dosage, de dilution, de préparation, et d'expliciter les risques et dangers dans l'administration médicamenteuse.

1 – Indiquez les bonnes réponses. Dans la pharmacodynamie, les récepteurs sont les cibles principales du médicament. Il en existe de plusieurs sortes tel que :

- ☒ a. les récepteurs membranaires plasmiques qui sont couplés à une protéine G
- ☐ b. les récepteurs cellulaires communs
- ☒ c. les canaux ioniques
- ☒ d. les récepteurs enzymatiques
- ☒ e. les récepteurs intracellulaires

2 – Indiquez la bonne réponse. Un mouvement d'eau du milieu intracellulaire vers le milieu extracellulaire est dit :

- ☒ a. hypertonique
- ☐ b. isotonique
- ☐ c. hypotonique
- ☐ d. neutre
- ☐ e. basique

3 – Indiquez la bonne réponse. Lors de la phase de métabolisation dans le foie, et notamment dans les réactions de métabolisation dites de phase I, il y a intervention d'une certaine catégorie d'enzymes. Quelle est-elle ?

- ☐ a. les cytochromes a
- ☐ b. les cytochromes b_5
- ☐ c. les cytochromes f
- ☒ d. les cytochromes p450
- ☐ e. les cytochromes c_1

4 – Indiquez les bonnes réponses. Les surdosages peuvent être :

☐ a. liés aux effets secondaires des médicaments

☐ b. liés à une prise accidentelle ou non d'un médicament à des doses supérieures aux posologies thérapeutiques

☐ c. liés à l'absence de l'adaptation de la posologie chez des patients à risque (sujets âgés, insuffisants hépatiques, enfants)

☐ d. liés à un effet autre que l'effet thérapeutique (effet latéral)

☐ e. liés à une méconnaissance du risque par rapport à l'effet attendu du médicament

5 – Indiquez la bonne réponse. Dans un milieu isotonique, les pressions de part et d'autre de la membrane cellulaire sont :

☐ a. plus importantes dans le milieu extracellulaire

☐ b. plus faibles dans le milieu extracellulaire

☐ c. plus importantes dans le milieu intracellulaire

☐ d. identiques dans les milieux extracellulaire et intracellulaire

☐ e. plus faibles dans le milieu intracellulaire

6 – Indiquez les bonnes réponses. Un excipient est :

☐ a. une substance inactive par elle-même sur la maladie

☐ b. un vecteur au principe actif facilitant la fabrication du médicament

☐ c. une substance destinée à exercer une action thérapeutique

☐ d. une substance toujours inerte sur l'organisme

☐ e. une substance qui permet le bon acheminement du principe actif

7 – Indiquez la bonne réponse. Lorsque vous préparez une solution injectable, comment doit être le pH de la solution préparée ?

☐ a. isotonique

☐ b. hypertonique

☐ c. hypotonique

☐ d. basique

☐ e. neutre

8 – Indiquez la bonne réponse. Un mouvement d'eau identique de part et d'autre de la membrane cellulaire est dit :

☐ a. hypertonique

☐ b. isotonique

☐ c. hypotonique

☐ d. neutre

☐ e. basique

9 – Indiquez les bonnes réponses. Le temps de demi-vie :

- ☐ a. est le temps nécessaire au médicament pour atteindre sa concentration maximale
- ☐ b. est le temps au bout duquel la concentration plasmatique a totalement disparu de l'organisme
- ☑ c. est le temps au bout duquel la concentration plasmatique a disparu à moitié de l'organisme
- ☑ d. conditionne la durée d'action du produit
- ☑ e. conditionne sa fréquence de prise

10 – Indiquez les bonnes réponses. Les effets indésirables d'un médicament peuvent se traduire entre autres par :

- ☑ a. des effets hématologiques
- ☑ b. des effets cutanés muqueux
- ☐ c. des effets psychologiques
- ☑ d. des effets digestifs
- ☑ e. des effets neurologiques

Réponses aux prérequis

Question	Réponse	Points obtenus
1	a. – c. – d. – e.	
2	a.	
3	d.	
4	b. – c. – e.	
5	d.	
6	a. – b. – e.	
7	e.	
8	b.	
9	c. – d. – e.	
10	a. – b. – d. – e.	
TOTAL		

Vous avez obtenu moins de 5/10 : vous devez réviser vos cours et refaire une séance d'entraînement (voir *Valider votre semestre 1 en IFSI en 650 questions corrigées*, par J. Chevillotte. 2014, 208 pages).

Vous avez obtenu plus de 5/10 : testez votre niveau sur cette unité d'enseignement avant de débuter l'entraînement.

OBJECTIFS/CONTENU DE L'UE

Objectifs de l'unité d'enseignement[4]

- Repérer les familles thérapeutiques, leurs moyens d'action et leurs interactions
- Expliciter les risques et dangers des interactions médicamenteuses
- Citer les précautions de la médication pour des populations spécifiques

Éléments de contenu

- Les familles thérapeutiques et les interactions médicamenteuses, l'antibiothérapie, la chimiothérapie anticancéreuse, les psychotropes, anticoagulants, anti-inflammatoires, antalgiques, anesthésiques
- Les effets iatrogènes, l'intoxication, etc.
- La toxicologie et la pharmacodépendance
- Les médicaments chez les enfants
- La dispensation des médicaments chez les personnes âgées

TESTEZ-VOUS

Testez vos connaissances

1 – Indiquez la bonne réponse. Concernant les hypnotiques :

☐ a. l'indication se limite aux insomnies chroniques
☐ b. l'indication se limite aux somnolences occasionnelles
☐ c. la durée de prescription doit être la plus longue possible
☐ d. l'association d'hypnotiques n'a pas d'intérêt sur le plan thérapeutique
☐ e. aucune réponse n'est exacte

2 – Indiquez la bonne réponse. L'antidote du paracétamol est :

☐ a. le Narcan®
☐ b. l'Anexate®
☐ c. l'héparine
☐ d. le Fluimicil®
☐ e. la protamine

3 – Indiquez les bonnes réponses. Concernant les troubles de déglutition et les médicaments chez les personnes âgées :

☐ a. toute modification d'un médicament entraîne la responsabilité de l'infirmier(ère)
☐ b. le médecin doit rechercher une autre forme galénique

---

4. Auteur référent : Sandrine Lescure-Verdon.

☐ c. l'infirmier(ère) informe le médecin de la difficulté d'un patient à avaler ses traitements

☐ d. l'infirmier(ère) est habilité(e) à utiliser une autre forme galénique

☐ e. l'aide-soignant(e), en établissement d'hébergement pour personnes âgées dépendantes (EHPAD), est habilité(e) à utiliser une autre forme galénique

4 – Indiquez la bonne réponse. Les effets secondaires suivants sont à surveiller chez le patient sous corticoïdes à forte dose sauf un. Indiquez lequel.

☐ a. l'obésité faciotronculaire

☐ b. l'hypokaliémie, rétention hydrosodée

☐ c. l'insuffisance rénale aiguë

☐ d. l'intolérance au glucose

☐ e. l'hyperlipidémie

5 – Indiquez les bonnes réponses. Au sujet du saturnisme :

☐ a. le système régional de surveillance du saturnisme infantile en Île-de-France permet le recensement des cas d'intoxications

☐ b. le système régional de surveillance du saturnisme infantile en Île-de-France permet le diagnostic du saturnisme

☐ c. le saturnisme est une maladie à déclaration obligatoire quel que soit le dosage dans le sang

☐ d. le saturnisme est une maladie à déclaration obligatoire dès que la plombémie est supérieure ou égale à 100 μg/l

☐ e. toutes les réponses sont justes

6 – Indiquez la bonne réponse. Au sujet de l'analyse toxicologique :

☐ a. la méthode de dépistage qualitative est fiable à 100 %

☐ b. la méthode quantitative est toujours utilisée

☐ c. les décisions thérapeutiques dépendent des résultats de l'analyse toxicologique

☐ d. les décisions thérapeutiques dépendent de la clinique et des premiers résultats biologiques

☐ e. l'analyse toxicologique nécessite un consentement écrit du patient

7 – Indiquez les bonnes réponses. Quelles différentes classes médicamenteuses regroupent les anxiolytiques ?

☐ a. les benzodiazépines

☐ b. les antihistaminiques

☐ c. les antispasmodiques

☐ d. les carbamates

☐ e. les fluoroquinolones

8 – Indiquez les bonnes réponses. L'indication de la chimiothérapie peut être :

☐ a. palliative

☐ b. préventive

☐ c. néoadjuvante
☐ d. adjuvante
☐ e. toutes les réponses sont exactes

9 – Indiquez les bonnes réponses. Concernant la prescription des corticoïdes :

☐ a. les effets secondaires sont peu présents si le traitement est court
☐ b. les complications les plus fréquentes sont les effets diabétogènes
☐ c. même si la corticothérapie est courte, un sevrage doit être proposé
☐ d. tout traitement au long cours n'impose pas de précautions particulières
☐ e. tout traitement prolongé impose un bilan préalable

10 – Indiquez la bonne réponse. L'évaluation du pronostic dans les intoxications tient compte des éléments suivants sauf un. Lequel ?

☐ a. la caractéristique du toxique
☐ b. la localisation de la prise du toxique
☐ c. la dose ingérée
☐ d. le patient (âge et comorbidité)
☐ e. l'apparition retardée des symptômes

11 – Indiquez les bonnes réponses. Au sujet des intoxications oxycarbonées, quelles sont les propositions exactes ?

☐ a. le dosage de monoxyde de carbone (CO) se fait dans le sang
☐ b. le traitement est l'administration d'oxygène (O_2) uniquement après les résultats des gaz du sang
☐ c. le traitement est l'administration d'O_2 sans attendre le résultat du dosage du CO
☐ d. le réseau régional de surveillance des intoxications oxycarbonées permet d'identifier les causes de l'intoxication
☐ e. ces intoxications sont fréquentes en période estivale

12 – Indiquez les bonnes réponses. Les antalgiques s'administrent :

☐ a. à la demande
☐ b. à horaires fixes et non à la demande
☐ c. avant les moments douloureux de la journée
☐ d. après les gestes invasifs
☐ e. avant les gestes douloureux à titre préventif

13 – Indiquez les bonnes réponses. Quelles sont les propriétés des corticoïdes ?

☐ a. antalgique
☐ b. anti-inflammatoire
☐ c. antiagrégant plaquettaire
☐ d. immunosuppresseur
☐ e. antibiotique

14 – Indiquez la bonne réponse. Le saturnisme est une maladie environnementale liée à un excès :

l'intoxicat° aigue par le plomb.

☐ a. de lithium

☐ b. de plomb

☐ c. de magnésium

☐ d. d'amiante

☐ e. de calcaire

15 – Indiquez la bonne réponse. Concernant la dépendance et la tolérance des opiacés :

☐ a. il n'y a pas de risque de dépendance

☐ b. il n'y a pas de risque de dépendance physique

☐ c. il y a dépendance psychique qui ne nécessite pas de conduite à tenir particulière

☐ d. il y a dépendance psychique qui nécessite d'arrêter progressivement le traitement

☐ e. que la durée du traitement soit courte ou durable, il faut observer les mêmes précautions pour arrêter le traitement

16 – Indiquez les bonnes réponses. Concernant la iatrogénie médicamenteuse :

☐ a. la réduction de la fonction rénale nécessite une adaptation de la posologie des médicaments au débit de filtration glomérulaire

☐ b. la perte ostéomusculaire n'a pas d'impact sur les médicaments lipophiles

☐ c. les médicaments lipophiles sont stockés et relargués dans le tissu adipeux

☐ d. le risque d'hypotension orthostatique doit être identifié afin d'éviter les chutes et les fractures

☐ e. le vieillissement du cœur n'a pas d'incidence sur la iatrogénie des traitements

17 – Indiquez les bonnes réponses. Les effets indésirables des corticoïdes dépendent :

☐ a. de la posologie et la durée du traitement

☐ b. du terrain prédisposant

☐ c. de l'âge du patient

☐ d. de la voie d'administration

☐ e. de l'indication du traitement

18 – Indiquez les bonnes réponses. Les héparines standard sont prescrites :

☐ a. en curatif, dans les thromboses veineuses profondes et l'embolie pulmonaire

☐ b. en curatif, dans les embolies artérielles extracérébrales

☐ c. en curatif, dans les circuits de circulation extracorporelle et d'expuration extrarénale

☐ d. en préventif, dans les circuits de circulation extracorporelle et d'expuration extrarénale

☐ e. en préventif, dans les infarctus du myocarde et angor instable

■ 19 – Indiquez la bonne réponse. Au sujet de l'anesthésie locale, quelle est la proposition inexacte ?

☐ a. elle inhibe les fibres nerveuses sensitives, motrices et végétatives

☒ b. elle a un effet vasocontricteur

☐ c. elle a un effet vasodilatateur

☐ d. le mélange avec de l'adrénaline permet de maintenir une concentration élevée au lieu d'injection

☐ e. si en cas de diffusion systémique, il y a un risque d'effets indésirables cardiaques et neurologiques

■ 20 – Indiquez la bonne réponse. Parmi les signes biologiques suivants, lequel est en faveur d'une infection ?

☐ a. l'anémie

☐ b. l'hypernatrémie

☒ c. l'hyperleucocytose

☐ d. la thrombopénie

☐ e. aucune réponse n'est exacte

Bilan du test

Le barème :

- Toutes les réponses sont conformes : 1 point
- 1 réponse non conforme : 0,5 point
- 2 réponses non conformes : 0,3 point
- 3 ou plus de réponses non conformes : 0 point

Questions	Réponses	Points obtenus
1	d.	
2	d.	
3	a. – b. – c.	
4	c.	
5	a. – d.	
6	d.	
7	a. – b. – d.	
8	a. – c. – d.	
9	a. – b. – e.	
10	b.	
11	a. – c. – d.	
12	b. – c. – e.	
13	a. – b. – d.	
14	b.	
15	d.	

16	a. – c. – d.	
17	a. – b. – d.	
18	a. – b. – d.	
19	b.	
20	c.	
TOTAL		

Vous avez moins de 7/20 : l'essentiel n'est pas maîtrisé. Révisez vos cours avant de commencer l'entraînement.

Vous avez entre 7 et 10/20 : il faut poursuivre vos efforts. Vous avez déjà acquis certaines notions, mais celles-ci doivent être renforcées. Révisez les thèmes sur lesquels vous avez perdu des points avant de commencer l'entraînement.

Vous avez entre 11 et 15/20 : consolidez vos acquis. Vous êtes presque prêt ; poursuivez vos efforts en vous entraînant.

Vous avez plus de 15/20 : bravo ! Continuez à vous entraîner pour être au top le jour J !

ENTRAÎNEZ-VOUS

Entraînez-vous avec des QCM

Consignes : une ou plusieurs bonnes réponses sont attendues pour l'ensemble des questions.

1 – Les antibiotiques naturels sont élaborés à partir des :

☐ a. champignons

☐ b. virus

☐ c. bactéries

☐ d. végétaux

☐ e. minéraux

2 – En ce qui concerne les actions adaptées face aux troubles de déglutition, on retrouve :

☐ a. broyer les médicaments

☐ b. ouvrir les gélules gastrorésistantes

☐ c. broyer les médicaments à libération prolongée

☐ d. ouvrir les gélules contenant des microgranules gastrorésistants

☐ e. couper certains comprimés à libération modifiée

3 – L'administration des morphiniques est à éviter chez les personnes suivantes à l'exception d'une. Indiquez laquelle.

☐ a. le chauffeur/conducteur
☐ b. les sportifs professionnels (produit dopant)
☐ c. les personnes âgées et enfants
☐ d. l'insuffisant cardiaque
☐ e. l'insuffisant rénal

4 – Avant l'administration de médicaments, quels sont les principaux facteurs de risque à prendre en compte ?

☐ a. l'âge du patient
☐ b. le sexe du patient
☐ c. le contexte socio-environnemental
☐ d. la mauvaise utilisation des médicaments
☐ e. les médicaments eux-mêmes

5 – Les différents traitements des intoxications sont les suivants sauf un. Indiquez lequel.

☐ a. le traitement symptomatique comme la prise en charge du coma ou de la détresse respiratoire
☐ b. le traitement prophylactique
☐ c. le traitement évacuateur
☐ d. le traitement épurateur
☐ e. les antidotes

6 – Les inconvénients des antivitamines K sont les suivants sauf un. Indiquez lequel.

☐ a. interférence médicamenteuse importante
☐ b. interférence alimentaire
☐ c. sensibilités individuelles variables
☐ d. surveillance biologique nécessaire
☐ e. risque de thrombopénie

7 – Au sujet des bonnes pratiques d'administration de médicaments chez les personnes âgées, laquelle de ces propositions est inexacte ?

☐ a. la plupart des médicaments en comprimés simples ou pelliculés sont écrasables
☐ b. les médicaments doivent être pilés dans un écrase-pilule pour patient unique
☐ c. après chaque utilisation de l'écrase comprimé, il est nécessaire de laver soigneusement avant de passer au patient suivant
☐ d. le masque, la charlotte et la surblouse ne sont pas recommandés pour piler les médicaments
☐ e. les gants et si possible le port de masque pour le soignant qui broie les médicaments sont recommandés

8 – Concernant les corticoïdes, une proposition est inexacte. Indiquez laquelle.

☐ a. le risque ulcérogène est majoré par la prise d'anti-inflammatoire non stéroïdien associée
☐ b. les corticoïdes diminuent les défenses immunitaires
☐ c. les corticoïdes stimulent les défenses immunitaires
☐ d. les complications oculaires sont majorées chez les patients diabétiques
☐ e. la prise des corticoïdes le matin diminue l'insomnie

9 – Les bonnes pratiques d'administration d'un médicament par un(e) infirmier(ère) sont les suivantes sauf une. Indiquez laquelle.

☐ a. l'infirmier(ère) a la connaissance de la classe médicamenteuse, ses principaux effets indésirables, ses interactions avant d'administrer la thérapeutique
☐ b. l'infirmier(ère) administre les thérapeutiques à partir de la prescription médicale
☐ c. l'infirmier(ère) refuse d'administrer des thérapeutiques en cas de non-conformité de la prescription médicale
☐ d. l'infirmier(ère) se fait préciser la prescription médicale en cas d'incompréhension auprès du cadre de santé de secteur de soins où il (elle) exerce
☐ e. le non-respect de la règle des 5 B est un facteur latent des erreurs médicamenteuses

10 – Au sujet de la iatrogénie médicamenteuse, quelle est la proposition inexacte ?

☐ a. la réduction des capacités physiques est un frein à la prise des médicaments
☐ b. les troubles de déglutition sont une difficulté dans la prise des thérapeutiques
☐ c. les troubles mnésiques sont un frein dans la prise régulière des médicaments
☐ d. la solution dans la gestion des traitements est l'aide par un tiers
☐ e. le patient doit être éduqué pour toutes ces difficultés

11 – Les mesures adjuvantes de la corticothérapie sont les suivantes sauf une. Indiquez laquelle.

☐ a. le patient contrôle ses apports en sucres et en sel
☐ b. le patient doit augmenter ses apports en protéines afin d'éviter l'hyperglycémie
☐ c. le patient doit augmenter ses apports protidiques pour éviter la fonte musculaire
☐ d. le patient limite son apport lipidique
☐ e. le patient se supplémente en calcium en prévention de la perte osseuse

12 – Au sujet de la consommation de médicaments chez les personnes âgées, vous retenez que :

☐ a. les plus de 65 ans consomment 39 % des médicaments prescrits en ville

☐ b. la polymédication de la personne âgée est fréquente

☐ c. la polymédication de la personne âgée n'est que le reflet de sa polypathologie

☐ d. les effets indésirables médicamenteux sont trois fois plus fréquents en moyenne après 65 ans

☐ e. 50 % de ces effets indésirables conduisent à une hospitalisation

13 – Concernant les héparines :

☐ a. elles existent en forme orale

☐ b. elles existent en forme parentérale uniquement

☐ c. les héparines de bas poids moléculaires (HBPM) sont préparées à partir de l'héparine non fractionnée par méthodes chimiques

☐ d. l'héparine standard est prescrite en Unité Internationale

☐ e. la posologie est fixe pour les traitements préventifs et adaptée en fonction du poids au cours des traitements curatifs

14 – Au sujet des psychotropes :

☐ a. le risque suicidaire fait partie des risques liés à la prise d'antidépresseurs

☐ b. la prise de lithium nécessite une surveillance des concentrations plasmatiques en raison de sa marge thérapeutique étroite et du risque de surdosage

☐ c. les benzodiazépines n'exposent pas à un risque de dépendance ni à des troubles de la mémoire

☐ d. les patients sous antipsychotiques présentent des risques métaboliques tels que la prise de poids, le diabète, le désordre lipidique

☐ e. l'hyperthermie inexpliquée est un des effets secondaires des benzodiazépines

15 – Concernant l'administration d'une chimiothérapie anticancéreuse, les actions infirmières sont les suivantes sauf une. Indiquez laquelle.

☐ a. l'infirmier(ère) surveille le poids et la taille du patient avant d'appliquer le protocole de chimiothérapie

☐ b. l'infirmier(ère) évalue l'absence de fièvre

☐ c. l'infirmier(ère) administre les médicaments adjuvants avant le démarrage de l'antimitotique

☐ d. l'infirmier(ère) évacue les déchets anticancéreux concentrés dans le sac des déchets d'activités de soins à risques infectieux (DASRI)

☐ e. l'infirmier(ère) évacue les déchets anticancéreux concentrés dans un seau blanc à étiquette verte

16 – Au sujet du paracétamol :

☐ a. c'est un antalgique rapide et antipyrétique

☐ b. c'est l'antalgique le plus consommé, délivré sans ordonnance

☐ c. il s'administre uniquement par voie orale
☐ d. son délai d'action est de 2 à 3 heures
☐ e. la voie d'élimination est rénale

17 – Les héparines de bas poids moléculaires sont prescrites en cas :
☐ a. de thrombose veineuse profonde
☐ b. de thrombose artérielle profonde
☐ c. d'embolie pulmonaire
☐ d. d'angor instable
☐ e. de phase aiguë de l'infarctus

18 – Au sujet des risques iatrogéniques chez la personne âgée :
☐ a. les modifications physiologiques chez la personne âgée favorisent la survenue de ces effets
☐ b. ils s'expriment plus fréquemment et de manière plus grave chez cette population
☐ c. cette prise en charge de la personne âgée n'est pas un enjeu de santé publique
☐ d. la prise en charge de ces personnes âgées représente un véritable enjeu de santé publique
☐ e. aucune réponse n'est exacte

19 – Les effets des anxiolytiques sont les suivants sauf un. Indiquez lequel.
☐ a. l'effet myorelaxant
☐ b. l'effet sédatif
☐ c. l'effet anticonvulsivant
☐ d. l'effet hypnotique
☐ e. l'effet amnésiant

20 – Au sujet du vieillissement sur l'organisme :
☐ a. l'augmentation de la pression artérielle chez la personne âgée est un des effets du vieillissement
☐ b. la clairance métabolique peut être diminuée pour certains médicaments en raison du vieillissement de l'appareil rénal
☐ c. la clairance métabolique peut être diminuée pour certains médicaments en raison du vieillissement de l'appareil hépatique
☐ d. la diminution du débit de filtration glomérulaire est liée au vieillissement de l'appareil rénal
☐ e. la diminution du débit de filtration glomérulaire est liée au vieillissement de l'appareil hépatique

21 – Concernant l'insuffisance surrénalienne :
☐ a. c'est un effet secondaire systématique lors de la corticothérapie
☐ b. elle peut survenir quelle que soit la dose des corticoïdes

☐ c. elle peut survenir même à distance de la corticothérapie
☐ d. la décroissance des corticoïdes doit être progressive
☐ e. le test au Synacthène® permet la surveillance de cette insuffisance surrénalienne

22 – Les éléments de prise en charge infirmière dans le cas d'un patient suivi en oncologie présentant une thrombopénie sévère sont les suivants sauf une. Indiquez lequel.

☐ a. prendre des précautions lors du brossage des dents comme l'utilisation d'une brosse souple, ne pas frotter les gencives et, pour le rasage, utilisation du rasoir électrique
☐ b. éviter les injections intramusculaires
☐ c. prendre la température par voie axillaire
☐ d. prendre la température par voie rectale
☐ e. éviter des activités exposant à une blessure

23 – Les classes thérapeutiques suivantes appartiennent aux antibiotiques sauf une. Indiquez laquelle.

☐ a. les aminosides
☐ b. les macrolides
☐ c. les biguanides
☐ d. les fluoroquinolones
☐ e. la rifampicine

24 – Concernant les propositions suivantes au sujet des anesthésiques :

☐ a. l'objectif est la suspension temporaire et irréversible de la conscience et la sensibilité
☐ b. l'objectif est la suspension temporaire et réversible de la conscience et la sensibilité
☐ c. les voies d'administration les plus fréquentes sont la voie intraveineuse et la voie inhalatoire
☐ d. l'anesthésie inhibe la respiration et les réflexes de protection des voies aériennes supérieures
☐ e. l'anesthésie n'induit pas d'autres effets secondaires

25 – À propos des effets secondaires des opioïdes, on retrouve :

☐ a. la sédation
☐ b. la dépression
☐ c. la détresse respiratoire
☐ d. la constipation
☐ e. la tachycardie

26 – Concernant les curares :

☐ a. le curare permet le relâchement musculaire pour la chirurgie
☐ b. l'intubation orotrachéale est facilitée par le curare

☐ c. le curare est indispensable lors d'intubation du patient anesthésié au cours de la prise en charge opératoire

☐ d. le curare, le sédatif et la morphine sont les trois thérapeutiques qui permettent une anesthésie générale

☐ e. toutes les réponses sont inexactes

27 – Le traitement par chimiothérapie anticancéreuse :

☐ a. permet de diminuer la taille des cellules cancéreuses

☐ b. est utilisé uniquement pour des tumeurs localisées

☐ c. est généralement administré par cycles

☐ d. ne nécessite pas de surveillance particulière pendant la perfusion

☐ e. ne provoque pas d'effets iatrogéniques

28 – Au sujet des intoxications médicamenteuses :

☐ a. lors de prise de cocaïne ou tricycliques, les pupilles sont en mydriase, peu réactives

☐ b. lors de la prise d'opiacés, les pupilles sont en mydriase aréactive

☐ c. lors de la prise d'opiacés, les pupilles sont en myosis serré

☐ d. sous l'emprise d'alcool, le patient est agité avec un risque d'hypoglycémie

☐ e. lors de la prise de cyanure, le patient est polypnéique

29 – Parmi ces bactéries, lesquelles sont des bactéries à Gram négatif ?

☐ a. streptocoque

☐ b. staphylocoque

☐ c. *Escherichia coli*

☐ d. salmonelle

☐ e. bacille de Koch

30 – Au sujet des déclarations d'effets indésirables et de mésusage des médicaments :

☐ a. les médecins, chirurgiens-dentistes, sages-femmes et pharmaciens sont obligés de déclarer les effets indésirables au centre régional de pharmacovigilance

☐ b. les effets indésirables peuvent être déclarés surtout s'il s'agit de graves effets indésirables ou inattendus

☐ c. le mésusage d'un médicament n'est pas à déclarer lorsqu'il s'agit d'un surdosage de médicament

☐ d. les professionnels doivent déclarer le mésusage d'un médicament seulement lorsqu'il s'agit d'une observation de perte d'efficacité d'un médicament

☐ e. aucune réponse n'est exacte

31 – Au sujet des opioïdes :

☐ a. la morphine franchit la barrière hémato-encéphalique et la barrière placentaire

☐ b. la morphine ne franchit pas la barrière hémato-encéphalique et la barrière placentaire

☐ c. le risque de sevrage chez le bébé d'une mère toxicomane est inexistant

☐ d. l'élimination des opioïdes est présente dans toutes les secrétions : lait, salive, bile, urines

☐ e. l'élimination des opioïdes n'est présente que dans les urines

32 – Au sujet des anesthésiques, les effets majeurs sont les suivants sauf un. Indiquez lequel.

☐ a. l'inconscience

☐ b. l'analgésie

☐ c. la sédation

☐ d. l'immobilité

☐ e. l'amnésie

33 – Quelles sont les causes possibles d'erreur dans les prélèvements sanguins pour un bilan d'hémostase ?

☐ a. un garrot trop serré

☐ b. le respect du tube de purge systématiquement en début de prélèvement de quelques millilitres

☐ c. le prélèvement veineux effectué du côté opposé au traitement anticoagulant intraveineux en pousse-seringue électrique

☐ d. l'insuffisance de prélèvement dans le tube à hémostase

☐ e. l'absence d'agitation du tube par retournement provoquant une coagulation dans le tube à hémostase

34 – Parmi les contre-indications suivantes des anti-inflammatoires non stéroïdiens (AINS), quelle est la proposition inexacte ?

☐ a. l'ulcère gastroduodénal

☐ b. la grossesse au 1er et 3e trimestre

☐ c. l'insuffisance pancréatique

☐ d. l'insuffisance hépatique

☐ e. l'insuffisance rénale

35 – L'évaluation initiale face à un patient intoxiqué porte sur :

☐ a. l'état respiratoire

☐ b. l'état cardiaque

☐ c. l'état neurologique

☐ d. l'état hépatique

☐ e. l'état pancréatique

36 – Parmi les molécules suivantes, lesquelles appartiennent à la famille des héparines ?

☐ a. les héparines non fractionnées

☐ b. la pentasaccharide synthétique

☐ c. l'antiagrégant plaquettaire

☐ d. les antivitamines K
☐ e. l'héparine de bas poids moléculaire

37 – Au sujet de la synergie des morphiniques et des sédatifs :

☐ a. leur interaction permet une analgésie intense et constante
☐ b. les effets secondaires sont respiratoires et hémodynamiques
☐ c. la fentanyl, le sufentanyl et la morphine sont les thérapeutiques les plus utilisées
☐ d. l'antagoniste de la morphine est l'Anexate®
☐ e. les pupilles sont en mydriase après une induction anesthésique

38 – L'effet iatrogénique en cas de surdosage au paracétamol est :

☐ a. l'insuffisance rénale
☐ b. l'insuffisance cardiaque
☐ c. l'insuffisance respiratoire
☐ d. l'insuffisance pancréatique
☐ e. l'insuffisance hépatique

39 – En cas d'un surdosage de benzodiazépine, l'effet iatrogénique se manifeste par :

☐ a. une insuffisance rénale
☐ b. une insuffisance cardiaque
☐ c. une insuffisance respiratoire
☐ d. une insuffisance pancréatique
☐ e. une insuffisance hépatique

40 – Au sujet des anesthésiques locaux :

☐ a. l'Emla® est une crème anesthésique de surface
☐ b. la Xylocaïne® spray est une anesthésie des muqueuses par voie ORL pour un geste invasif
☐ c. la rachianesthésie est la même chose que la péridurale
☐ d. il existe des effets secondaires de type vasculaire
☐ e. il n'existe pas d'effets secondaires à l'anesthésie locale

41 – Concernant la définition des intoxications graves :

☐ a. elles sont considérées comme grave devant la nécessité d'une surveillance rapprochée
☐ b. les symptômes présentés dans ce cadre sont à type : de fièvre, d'hallucinations visuelles et auditives
☐ c. les symptômes présentés sont à type de : coma, convulsions, détresse respiratoire, instabilité hémodynamique
☐ d. le terrain sous-jacent du patient n'a aucune incidence sur l'intoxication
☐ e. la notion de comorbidité, d'âges extrêmes sera un facteur de gravité

■ 42 – Le seul antalgique facilement administrable chez la femme enceinte et allaitante est :

☐ a. le néfopam (Acupan®)
☐ b. la floctafénine (Idarac®)
☐ c. le paracétamol
☐ d. la morphine
☐ e. la codéine (en association au paracétamol)

■ 43 – Parmi les examens biologiques de surveillance, lesquels permettent de surveiller l'héparine non fractionnée ?

☐ a. l'héparinémie : mesure de l'anti-Xa
☐ b. le temps de céphaline activée
☐ c. la numération formule sanguine + les plaquettes
☐ d. le taux de prothrombine
☐ e. le temps de Quick

■ 44 – Concernant les anti-inflammatoires non stéroïdiens (AINS) :

☐ a. il existe une dizaine d'AINS
☐ b. il existe une centaine d'AINS
☐ c. les nombreux effets secondaires sont sans danger
☐ d. la principale cause de décès est l'hémorragie digestive
☐ e. les corticoïdes sont des AINS

■ 45 – Concernant les antivitamines K (AVK), quelle est la proposition inexacte ?

☐ a. Ils ont une action immédiate et 2 à 3 heures de demi-vie.
☐ b. Le délai d'action est de 24 à 48 heures.
☐ c. C'est un traitement par voie orale uniquement.
☐ d. Le Sintrom® et le Tromexane® ont une demi-vie courte.
☐ e. La Coumadine® et le Préviscan® ont une demi-vie longue.

■ 46 – Parmi les propriétés suivantes, lesquelles appartiennent aux anti-inflammatoires non stéroïdiens (AINS) ?

☐ a. antiseptique
☐ b. antipyrétique
☐ c. antiagrégant plaquettaire
☐ d. anticoagulante
☐ e. antalgique

■ 47 – Concernant les interactions avec les AINS :

☐ a. le risque d'associer des antidiabétiques oraux et des AINS est l'hypoglycémie
☐ b. le risque d'associer des diurétiques avec des AINS est l'anurie
☐ c. le risque d'associer des antiagrégants plaquettaires avec des AINS est la thrombose

☐ d. le risque d'associer des antiagrégants plaquettaires avec des AINS est l'hémorragie

☐ e. le risque d'associer le lithium à des AINS est le surdosage en lithium

48 – Parmi les propositions suivantes, quelle est la proposition inexacte ?

☐ a. l'induction par anesthésique intraveineuse (IV) est rapide pour l'intubation

☐ b. le maintien par anesthésie inhalée permet une meilleure réversion en postopératoire

☐ c. les effets secondaires principaux sont la dépression respiratoire et cardiovasculaire par chute de pression artérielle

☐ d. l'élimination est principalement hépatique

☐ e. l'agitation est un effet secondaire du réveil postopératoire chez les personnes âgées

49 – Parmi ces bactéries, lesquelles sont des bactéries à Gram positif ?

☐ a. streptocoque

☐ b. staphylocoque

☐ c. *Escherichia coli*

☐ d. salmonelle

☐ e. bacille de Koch

50 – Concernant les antidépresseurs, quelle proposition est inexacte ?

☐ a. la principale indication des antidépresseurs est le traitement de l'épisode dépressif majeur

☐ b. la durée de traitement préconisée pour un premier épisode dépressif est d'au moins 18 mois

☐ c. la durée du traitement dans le cadre de récidives d'épisodes est conditionnée par la durée d'évolution de la maladie dépressive

☐ d. l'association d'un traitement médicamenteux antidépresseur et d'une psychothérapie a fait preuve de son efficacité

☐ e. les inhibiteurs de la monoamine oxydase sont une classe d'antidépresseurs

51 – À propos des signes permettant de détecter une anémie, dans le cadre d'une toxicité hématologique chez un patient sous chimiothérapie, on retrouve :

☐ a. l'asthénie

☐ b. l'essoufflement

☐ c. les vertiges

☐ d. la bradycardie

☐ e. les hématomes

52 – Les situations cliniques suivantes sont des urgences dans lesquelles il est impératif de débuter une antibiothérapie, sauf une. Indiquez laquelle.

☐ a. une infection chez un patient présentant une neutropénie sévère

☐ b. un choc septique

☐ c. une infection urinaire
☐ d. une infection chez un patient splénectomisé
☐ e. un pneumopathie chez un patient intubé/ventilé

53 – Parmi les précautions à respecter dans le cadre des prélèvements de bilan d'hémostase, on retrouve :

☐ a. le respect du tube de purge systématiquement en début de prélèvement de quelques millilitres
☐ b. ne jamais utiliser de garrot dans le prélèvement d'un bilan hémostatique
☐ c. le prélèvement veineux effectué du côté opposé au traitement anticoagulant intraveineux en pousse-seringue électrique
☐ d. prélever suffisamment de sang afin de remplir en totalité le tube à hémostase
☐ e. noter le nom de toutes les thérapeutiques du patient ainsi que la posologie sur la feuille de prescription

54 – Ces traitements sont associés à la chimiothérapie afin de traiter les cellules cancéreuses sauf un. Indiquez lequel.

☐ a. la tumorectomie
☐ b. la radiothérapie
☐ c. la curiethérapie
☐ d. l'immunothérapie
☐ e. la sismothérapie

55 – Les effets secondaires de l'antibiothérapie sont :

☐ a. des mycoses orales
☐ b. des nausées, vomissements
☐ c. un glaucome
☐ d. une alopécie
☐ e. des diarrhées

56 – Au sujet de la prescription en pédiatrie :

☐ a. il est nécessaire de tenir compte de la maturation de l'enfant selon l'âge, le poids et la surface corporelle
☐ b. la pharmacocinétique est identique entre un enfant et un adulte quel que soit son âge
☐ c. les essais cliniques sont possibles chez les enfants selon le même schéma que chez l'adulte
☐ d. les enfants ne peuvent pas être des volontaires sains
☐ e. l'enfant décide seul s'il souhaite participer à un essai clinique

57 – Parmi les précautions à suivre avant de débuter un traitement antibiotique, vous retenez :

☐ a. prélever des hémocultures aérobies et anaérobies par deux infirmiers(ères) différent(e)s à deux moments différents
☐ b. l'administrer seulement lorsque le germe a été isolé

☐ c. le débuter avant d'avoir identifié le germe responsable
☐ d. peut provoquer des réactions allergiques graves
☐ e. à administrer en urgence en situation de sepsis sévère

58 – Parmi les précautions d'emploi des anti-inflammatoires non stéroïdiens (AINS), on retrouve les éléments suivants sauf un. Indiquez lequel.
☐ a. les personnes âgées
☐ b. les patients ayant pour antécédents des ulcères
☐ c. les patients en postopératoire direct
☐ d. les patients allergiques
☐ e. les patients polymédicamentés

59 – Les effets indésirables les plus importants à surveiller chez le patient sous AINS sont :
☐ a. les effets digestifs à type d'ulcère gastro-intestinal
☐ b. les effets urinaires à type de rétention urinaire
☐ c. les effets psychiques à type de dépendance
☐ d. les effets pancréatiques à type d'insuffisance
☐ e. les effets vasculaires à type de thrombose

60 – Le traitement antibiotique :
☐ a. doit être systématiquement débuté par voie injectable
☐ b. doit être débuté le plus souvent avant d'avoir identifié le germe responsable
☐ c. peut provoquer des réactions allergiques graves
☐ d. peut présenter des toxicités réversibles en cas de surdosage
☐ e. doit être débuté après le résultat de l'antibiogramme

61 – Concernant les formes galéniques chez les enfants, quelles sont les propositions exactes ?
☐ a. l'administration intraveineuse ne pose pas de difficulté d'absorption
☐ b. il n'y a aucun risque dans l'utilisation de la voie d'abord parentérale
☐ c. la voie orale a une absorption variable selon l'état de santé du patient
☐ d. la voie rectale est une voie utilisée lorsqu'il y a échec par voie orale
☐ e. la rapidité d'effet dans la voie veineuse est aléatoire

62 – Concernant l'Arixtra®, quelles sont les propositions justes ?
☐ a. le nom de la molécule est le fondaparinux
☐ b. nécessite une surveillance biologique par temps de céphaline activée
☐ c. ne nécessite pas de surveillance biologique
☐ d. la voie d'administration est uniquement par voie orale
☐ e. la voie d'administration est uniquement par voie parentérale

63 – Les signes de la réaction inflammatoire sont :
☐ a. la rougeur, la chaleur, la pâleur
☐ b. la rougeur, la chaleur, la douleur et le gonflement

☐ c. la rougeur, la chaleur, la nécrose
☐ d. la rougeur, la chaleur, l'emphysème
☐ e. la rougeur, la chaleur, la pâleur et la cyanose

64 – Quel examen permet de connaître l'efficacité des antibiotiques sur une bactérie donnée ?

☐ a. l'électroencéphalogramme
☐ b. l'audiogramme
☐ c. le ionogramme
☐ d. l'antibiogramme
☐ e. l'électrocardiogramme

65 – Concernant les médicaments chez les enfants, quelle est la proposition inexacte ?

☐ a. les médicaments peuvent engendrer des difficultés dans la croissance neurologique
☐ b. les médicaments pour les enfants ne bénéficient pas des mêmes facilités pour la recherche dans le cadre de l'autorisation de mise sur le marché
☐ c. les médicaments donnent lieu à des prescriptions hors autorisation de mise sur le marché
☐ d. le risque de manque d'étude est le dosage inadapté et de toxicité
☐ e. à ce jour, il n'y a toujours pas de réglementation concernant les médicaments en pédiatrie

Réponses aux QCM

1 – a. – c. – d.

2 – a. – d. – e.

3 – d.

4 – a. – c. – d. – e.

5 – b.

6 – e.

7 – c.

8 – c.

9 – d.

10 – e.

11 – b.

12 – a. – b. – c. – Les effets secondaires sont deux fois plus fréquents et entraînent 10 à 20 % de ces effets indésirables.

13 – b. – c. – d. – e. – Il n'existe pas de voie orale pour les héparines.

14 – a. – b. – d. – L'hyperthermie inexpliquée est à craindre lors de la prise des neuroleptiques ; c'est ce que l'on appelle le syndrome malin des neuroleptiques.

15 – d. – Ce sont uniquement les déchets souillés de médicaments anticancéreux qui seront évacués dans les sacs de déchets d'activités de soins à risque infectieux.

16 – a. – b. – e.

17 – a. – c. – Les thromboses artérielles profondes telles que l'accident vasculaire cérébral, l'infarctus du myocarde ou l'angor instable sont traitées par une association d'antiagrégants plaquettaires et d'héparines de bas poids moléculaire à dose curative.

18 – a. – b. – d.

19 – d.

20 – a. – c. – d.

21 – c. – d. – e.

22 – d.

23 – c. – Les biguanides sont des antidiabétiques oraux.

24 – b. – c. – d.

25 – a. – c. – d.

26 – e.

27 – a. – c.

28 – a. – c. – d. – Lors de la prise de cyanure, le patient est en apnée brutale.

29 – c. – d. – Précision : a. et c. sont des bacilles à Gram positif, et e. est une mycobactérie alcoolo-acidorésistante.

30 – a. – b.

31 – a. – d.

32 – c.

33 – a. – d. – e.

34 – c.

35 – a. – b. – c. – L'évaluation porte sur l'état neurologique, l'état respiratoire et l'état circulatoire.

36 – a. – b. – e.

37 – a. – b. – c.

38 – e.

39 – b. – c.

40 – a. – b. – d.

41 – a. – c. – e.

42 – c.

43 – a. – b. – La surveillance des plaquettes est faite dans le cadre de la recherche de l'effet secondaire de thrombopénie.

44 – a. – d.

45 – a.

46 – b. – c. – d. – Les quatre propriétés sont : antalgique, antipyrétique, anti-inflammatoire, antiagrégant plaquettaire.

47 – a. – d. – e.

48 – d. – Le métabolisme est hépatique et l'élimination est rénale.

49 – a. – c.

50 – b. – La durée de traitement minimale est d'au moins 6 à 9 mois.

51 – a. – b. – c.

52 – c. – Les situations d. et a. étant des indications car le patient est fragile.

53 – a. – c. – d.

54 – e. – La sismothérapie ou électroconvulsivothérapie (ECT) concerne le traitement de la dépression sévère ou de la mélancolie profonde.

55 – a. – b. – e.

56 – a. – c. – d.

57 – a. – c. – d.

58 – d.

59 – a.

60 – c.

61 – a. – c. – d.

62 – a. – c. – e.

63 – b.

64 – d. Il doit être fait systématiquement lors de la mise en route d'une antibiothérapie.

65 – e. Depuis les années 1990, un règlement européen a permis de décliner une réglementation concernant les essais cliniques et une information sur les médicaments en pédiatrie.

Entraînez-vous avec des QROC

1 – Citez les quatre toxicités de la chimiothérapie en illustrant par un exemple de toxicité sur les organes.

....

....

....

....

....

....

....

....

2 – Citez les signes biologiques de la toxicité hématologique. Donnez les normes biologiques associées aux signes, en précisant le seuil de gravité pour chacun d'eux.

....

....

....

....

....

....

....

....

3 – Expliquez le rôle des antalgiques.

....

....

....

....

....

....

....

....

4 – **Citez quatre indications des anti-inflammatoires non stéroïdiens.**

- Analgésique
- Anti-inflammatoires
- Antipyrétique
- Anti agrégant plaquettaire

5 – **Dans le cadre des intoxications médicamenteuse, la décision thérapeutique porte sur le traitement symptomatique, le traitement évacuateur, le traitement épurateur et l'utilisation des antidotes. Définissez le terme d'antidote et donner l'antidote correspondant à sa molécule dans le tableau ci-dessous.**

Molécule	**Antidote**
Paracétamol	fluimucil
Benzodiazépines	Anexate
Opiacés	Narcan
Monoxyde de carbone/cyanure	oxygène
Anticholinestérasiques	atropine

6 – **Expliquez les effets secondaires d'un traitement à base de corticoïdes sur le métabolisme des lipides, sur le métabolisme des protides, sur le système endocrinien et sur l'absorption intestinale du calcium.**

Réponses aux QROC

1

La toxicité se définit comme tout effet indésirable d'un médicament sur l'organisme. Les toxicités peuvent être :

- hématologiques : anémie, thrombopénie, leuconeutropénie ;
- digestives : nausées, vomissements, diarrhée ;
- cutanéomuqueuses et des phanères : alopécie, syndrome main-pied, mucite, onycholyse.

Sur des organes, les manifestations des toxicités sont les suivantes :

- foie : ictère, troubles de la coagulation ;
- rein : albuminurie, hématurie microscopique, urémie, etc. ;
- vessie : brûlure, dysurie, hématurie (cystite hémorragique) ;
- cœur : troubles du rythme, hypotension, bradycardie, signes cliniques de la péricardite, infarctus, etc. ;
- poumons : tableau d'insuffisance respiratoire progressive qui peut évoluer même après l'arrêt du traitement, dyspnée, détresse respiratoire ;
- systèmes nerveux : diminution puis disparition des réflexes ostéotendineux des membres, troubles fonctionnels à type de crampes, picotements dans les extrémités, paresthésies, troubles moteurs (diminution de la force, difficulté à la marche).

2

Les signes biologiques d'une toxicité envers les cellules sanguines sont :

- la leuconeutropénie, qui est la première manifestation de la myélosuppression. La norme des leucocytes est de 4000 à 10 000/mm^3 et 2000–8000/mm^3 pour les neutrophiles. Elle est considérée comme grave si les globules blancs sont inférieurs à 1500/mm^3 et si les neutrophiles sont inférieurs à 500/mm^3 ;
- la thrombopénie, qui est considérée comme grave si le nombre de plaquettes est inférieur à 30 000/mm^3. La norme est : 150 000–400 000/mm^3 ;
- l'anémie : la norme de l'hémoglobine est de 14 à 18 g/100 ml chez l'homme, et de 12 à 16 g/100 ml chez la femme. Lorsque l'hémoglobine est inférieure à 8 g/dl, c'est un signe de gravité.

3

Les antalgiques permettent de traiter la douleur ou d'éviter qu'elle ne survienne. La douleur, selon l'Association internationale d'étude de la douleur (International Association for the Study of Pain [IASP]), est définie comme « une expression sensorielle et émotionnelle désagréable associée à un dommage tissulaire réel ou potentiel, ou décrite aux termes d'un tel dommage ». Les douleurs sont de type aigu, chronique, nociceptif (pas d'atteinte du système nerveux), neuropathique (atteinte du système nerveux périphérique). Il est indispensable d'évaluer la douleur pour pouvoir adapter le traitement et surveiller l'efficacité des thérapeutiques.

Selon l'Organisation mondiale de la santé (OMS), il existe trois paliers :

- Palier I. Antalgiques périphériques (douleurs légères à moyennes) : antalgiques non morphiniques (paracétamol, anti-inflammatoires non stéroïdiens) ;
- Palier II. Antalgiques centraux faibles (douleurs moyennes à intenses) : antalgiques morphiniques faibles (codéine, tramadol, dihydrocodéine) ;
- Palier III. Antalgiques centraux forts (douleurs très intenses voire rebelles) : antalgiques morphiniques forts.

Les objectifs thérapeutiques des antalgiques sont multiples. Ils permettent d'anticiper une résurgence de la douleur, donc de la prévenir par une éviction psychique de la douleur. Ils permettent également l'administration des autres traitements ainsi que le maintien des soins relationnels dans le cadre de la prise en charge globale du patient.

4

Les anti-inflammatoires non stéroïdiens (AINS) s'utilisent soit dans le cadre de traitement au long cours pour des maladies inflammatoires chroniques ; soit dans le cadre de traitement de courte durée : poussée d'arthrose, affections articulaires (tendinites, bursites, lomboradiculalgies), coliques néphrétiques, douleurs postopératoires, dysménorrhées. Ils sont à distinguer des corticoïdes qui sont des anti-inflammatoires stéroïdiens. Leurs modalités de prescription et de surveillance sont différentes.

Les AINS ont une action :

- anti-inflammatoire ;
- antipyrétique ;
- antalgique ;
- antiagrégant plaquettaire.

5

Les antidotes, selon l'Organisation mondiale de la santé (OMS), sont des substances capables de contrecarrer l'effet des substances toxiques. Plus précisément : « L'antidote est un médicament dont l'action spécifique a pu être établie chez l'animal et chez l'homme, capable soit de modifier la cinétique du toxique, soit d'en diminuer les effets au niveau de récepteurs ou de cibles spécifiques, et dont l'utilisation améliore le pronostic vital ou fonctionnel de l'intoxication. »

Molécule	Antidote
Paracétamol	N acétylcystéine
Benzodiazépines	Flumazénil (Anexate®)
Opiacés	Naloxone (Narcan®)
Monoxyde de carbone/cyanure	Oxygène
Anticholinestérasiques	Atropine

6

La corticothérapie au long cours est responsable de nombreux effets secondaires :

- sur le métabolisme des lipides : on retrouve une mauvaise répartition des graisses au niveau du cou, de la face et des épaules. Par exemple, il y a une bosse de bison dans le cou en raison de la modification de la répartition des graisses ;
- sur le métabolisme des protides : une accélération du catabolisme des protéines se produit, pouvant entraîner un arrêt de la croissance, une atrophie musculaire et une ostéoporose ;
- sur l'absorption intestinale du calcium : il existe des troubles musculosquelettiques – fonte musculaire, ostéoporose, fractures pathologiques (notamment tassements vertébraux), ostéonécrose de la tête fémorale ;
- sur le système endocrinien : le taux de corticoïdes circulant arrête la sécrétion de l'ACTH (*adenocorticotrophic hormone*) sécrétée par la corticosurrénale. La production surrénalienne va progressivement diminuer, et aboutir à une insuffisance surrénalienne. L'arrêt du traitement doit être progressif pour éviter un syndrome de Cushing iatrogène ; un arrêt brutal du traitement peut provoquer une maladie d'Addison (insuffisance surrénalienne).

Entraînez vous avec des situations cliniques

Situation clinique 1

Une femme de 27 ans est amenée aux urgences pour une dyspnée survenue de manière brutale associée à une douleur thoracique. Ses antécédents sont marqués par trois fausses couches. Elle ne prend aucun médicament hormis une pilule estroprogestative. Elle fume environ un paquet par jour depuis l'âge de 17 ans. Elle pèse 50 kg.

Elle vous raconte que la dyspnée et la douleur sont apparues en même temps. La douleur est basithoracique droite, avec turgescence jugulaire et marbrures aux genoux. L'auscultation pulmonaire est parfaitement normale. Vous remarquez également une douleur du mollet droit à la palpation et à la dorsiflexion du pied associée à une perte du ballant. Les constantes prises par l'infirmière montrent : pression artérielle à 87/62 mmHg, fréquence cardiaque à 117/min, température 37,8 °C et fréquence respiratoire à 20/min.

1 – Quelles sont les hypothèses diagnostiques devant ce tableau clinique ? Argumentez votre réponse à partir des signes retrouvés dans les éléments du texte.

....

....

....

....

....

....

....

....

2 – Le médecin prescrit le traitement suivant : héparine sodique standard, 5000 UI en bolus puis relais en IVSE de 24 000 UI/24 h (le protocole du service est de préparer des seringues sur 4 heures diluées dans 16 ml à V4). Vous disposez d'ampoules de 5000 UI/ml ou d'un flacon de 25 000 UI/5 ml. Comment allez-vous mettre en œuvre cette prescription pour la première seringue d'héparine standard ?

....

....

....

....

....

3 – Six jours après le début du traitement, la NFS de contrôle montre les résultats suivants : Hb 13,1 g/dl, plaquettes 80 000/mm³, leucocytes 9500/mm³. Quelle est votre hypothèse diagnostique ? Quelle doit être votre conduite à tenir ?

Situation clinique 2

M. C., âgé de 74 ans, est entré dans le service de cardiologie le 18 octobre pour une coronarographie. C'est un patient adressé par son médecin traitant ; il souffre d'une cardiopathie ischémique stable et d'une hypertension artérielle connue. Il présente des douleurs thoraciques majorées à l'effort. Il pèse 68 kg pour 1,65 m.

Dans ses antécédents médicaux et chirurgicaux, on note :

- infarctus du myocarde en 1983 ;
- quadruple pontage en 1989 : saphène–artère ventriculaire antérieure, artère latérodiagonale, première latérale, artère coronaire droite ;
- angioplastie transluminale avec pose de stent sur pontage de l'artère coronaire droite.

Le résultat de la coronarographie met en évidence une perméabilité diminuée de deux ponts veineux, une occlusion proximale de deux ponts saphène et des lésions tronculaires diffuses et sévères.

M. C. est à J2 de son hospitalisation. Ce jour, son état hémodynamique est stable (pression artérielle 140/90 mmHg, fréquence cardiaque 85/min). Il présente une toux grasse et une fébricule à 38,5 °C. Il a peu dormi malgré les médicaments.

Les prescriptions médicales sont :

- Voie parentérale :
  - glucosé à 5 % (G 5 %) 500 ml IV par 24 heures ;
  - Lénitral®, 15 mg/10 ml IV en pousse-seringue électrique (PSE), 1,5 mg/h, à diluer avec du G5 % ;

- Céfazoline® 500 mg en poudre injectable, en IV PSE, dose de charge à 500 mg/12 h ;
- Lovenox® (énoxaparine) 4000 UI/0,40 ml en sous-cutané, 1 injection sous-cutanée par jour à 19 heures.

◗ Voie orale :
- Celectol® (céliprolol) 200 mg comprimé, un demi-comprimé le matin ;
- Triatec® (ramipril) 2,5 mg comprimé, 1 comprimé le matin et 1 comprimé le soir ;
- Aspégic® (acétylsalicylate de DL-lysine) 250 mg en poudre orale, 1 sachet le matin ;
- Tahor® (atorvastatine) 10 mg comprimé, 1 comprimé le soir ;
- Lexomil® (bromazépam) un quart de comprimé le matin et le midi, un demi-comprimé le soir ;
- Stilnox® (zolpidem) comprimé de 10 mg, 1 comprimé au coucher.

1 – Complétez le tableau suivant en indiquant les éléments de surveillance clinique et paraclinique concernant l'efficacité et l'innocuité pour les thérapeutiques indiquées.

Classe thérapeutique	Intérêt/indication dans la situation clinique	Surveillance de l'efficacité	Surveillance de l'innocuité
Lénitral®			
Tahor®			
Lexomil®			

2 – Concernant la préparation de la seringue de Lénitral®, 1,5 mg/h en continu, comment faire pour avoir une concentration isotonique ?

....

....

....

....

....

....

....

....

3 – Concernant la Céfazoline®, traitement antibiotique à mettre en œuvre à la seringue électrique de 500 mg/12 h, vous disposez de flacons de 500 mg et de 1 g de Céfazoline® à diluer. Comment procédez-vous ?

....

....

▶ Situation clinique 3

Mme R., 50 ans, est hospitalisée en rhumatologie à l'occasion d'une poussée évolutive de la polyarthrite rhumatoïde dont elle est atteinte. Depuis un an maintenant, la maladie a repris son cours et, malgré la reprise des sels d'or et des anti-inflammatoires non stéroïdiens, les signes inflammatoires de la maladie ne sont plus contrôlés. La raideur et la fatigue matinales l'ont conduite à arrêter son travail depuis 15 jours. Mme R. est donc hospitalisée pour faire le bilan de sa maladie et discuter des possibilités thérapeutiques.

Les deux mains sont gonflées, chaudes, douloureuses, déformées de façon symétriques : les poignets font une saillie dorsale, les 2e et 3e métacarpophalangiennes proximales sont gonflées « en fuseau », et les doigts sont déviés vers le bord cubital. Les deux épaules sont très raides. Mme R. a eu beaucoup de difficulté à faire sa toilette ce matin, à s'habiller, à boutonner ses vêtements, se chausser, puis à prendre son petit-déjeuner ; elle précise que, chez elle, il lui est difficile de coudre, de tricoter. Le médecin prescrit une corticothérapie au long cours. L'objectif de l'hospitalisation est d'éduquer la patiente sur la prise de ce traitement.

■ À partir de vos connaissances sur les effets secondaires liés à la corticothérapie au long cours, présentez les conseils à donner à la patiente dans le cadre d'une séance d'éducation thérapeutique.

Situation clinique 4

Mme T. est amenée aux urgences par son mari pour confusion et dyspnée. Ses antécédents sont : diabète de type II traité par metformine et hypertension artérielle traitée par ramipril.

Il y a 12 heures, elle s'est plainte d'une douleur basithoracique localisée à la base gauche, suivie d'une dyspnée et d'une toux. La dyspnée s'est aggravée et est accompagnée de troubles confusionnels.

La patiente présente des marbrures aux genoux. À l'entretien d'accueil avec l'infirmière d'accueil et d'orientation (IOA), les paramètres vitaux sont les suivants :

- fréquence respiratoire : 24/min ;
- saturation en O_2 : 91 % ;
- fréquence cardiaque : 130/min ;
- pression artérielle : 85/40 mmHg ;
- température : 38,7 °C ;
- glycémie capillaire : 12 mmol/l.

1 – Argumentez à partir des éléments du texte les hypothèses diagnostiques.

....

....

....

....

....

....

....

....

2 – Le médecin confirmant le diagnostic, quelle va être la prise en charge immédiate ?

....

....

....

....

....

....

....

....

Réponses aux questions des situations cliniques

Situation clinique 1

1

Devant ce tableau clinique, il y a deux hypothèses :

- une thrombose veineuse profonde (TVP). Les signes indiqués sont une douleur du mollet droit à la palpation et à la dorsiflexion du pied associée à une perte du ballant. La patiente prend une pilule estroprogestative, fume environ un paquet depuis l'âge de 17 ans, et a une température de 37,8 °C. De plus, elle présente les signes caractéristiques de la TVP et a les facteurs de risque en lien avec cette pathologie (tabac + pilule) ;
- une embolie pulmonaire car la dyspnée et la douleur sont apparues en même temps. La douleur est basithoracique droite, avec turgescence jugulaire et marbrures aux genoux, pression artérielle à 87/62 mmHg (choc cardiogénique, risque vital ++). L'embolie est la conséquence directe de la TVP, puisque le thrombus s'est détaché et se déplace dans la grande circulation jusqu'à venir se loger dans les artères pulmonaires. Ce dernier provoque une ischémie au niveau d'une artère pulmonaire proximale qui provoque la douleur basithoracique. Cette ischémie provoque une réduction brutale de l'éjection cardiaque, une défaillance cardiaque avec modification du rapport ventilation/perfusion (turgescence jugulaire et marbrures).

2

Pour mettre en œuvre la première seringue d'héparine, il faut :

- Chercher la quantité d'héparine pour 4 heures :
  - 24 000 UI pour 24 heures
  - donc 4000 UI pour 4 heures (× 6 par 24 heures)
- Chercher la quantité à prélever pour une seringue :
  - 4000 → x
  - 25 000 → 5 ml
  - donc x = 4000 × 5/25 000 = 0,8 ml d'héparine
- Préparer la seringue :
  - solvant à rajouter : 16 ml–0,8 ml = 15,2 ml de sérum physiologique à rajouter
  - débit = V/T, donc 16 ml/4 = 4 ml/h

3

Devant les signes évoqués, l'hypothèse la plus vraisemblable est une thrombopénie liée à l'administration d'héparine.

Rappel sur les normes de l'hémogramme :

- Hémoglobine : 12,5–15,5 g/100 ml chez les femmes : OK
- Leucocytes : 4 à 10 000/mm^3 : OK
- Plaquettes : 150–400 000/mm^3 : donc inférieur, il s'agit d'une thrombopénie

Cette patiente présente donc une thrombopénie.

Conduite à tenir :
- avertir en urgence le médecin des résultats ;
- arrêt immédiat de l'héparine ;
- débuter un traitement par hirudine et relais dès que possible par antivitamine K (AVK) à courte durée d'action (par exemple Tromexane®) ;
- ajuster l'INR (*international normalized ratio*) entre 2 et 3.

Situation clinique 2

1

Classe thérapeutique	Intérêt/indication dans la situation clinique	Surveillance de l'efficacité	Surveillance de l'innocuité
Lénitral® (vasodilatateur)	Crises d'angor d'effort, angor instable, syndrome coronarien aigu, traitement de l'insuffisance coronarienne	Absence de signes de crise d'angor	Clinique : – Céphalées rebelles – Nausées, vomissements – Hypotension – Bouffées de chaleur, rash cutané
Tahor® 10 mg (atorvastatine)	Prévention primaire et secondaire cardiovasculaire, réduction des hypercholestérolémies	Diminution du taux de cholestérol Le traitement est indissociable d'un régime et de la correction des facteurs de risque (sédentarité, tabagisme, hypertension artérielle, obésité, etc.)	Clinique : – Troubles digestifs – Céphalées – Asthénie, insomnie – Rares atteintes musculaires (crampes, myalgie évoquant une rhabdomyolyse) Biologique : hausse ASAT, ALAT, CPK
Lexomil® (bromazépam) (psychotrope/psycholeptique/anxiolytique/benzodiazépine)	Traitement symptomatique des manifestations anxieuses sévères et/ou invalidantes	Surveiller le niveau d'anxiété Informer le patient : – le rendre attentif à la baisse de vigilance s'il conduit – respecter dose et durée prescrites pour éviter toute accoutumance au médicament (12 semaines au maximum).	Clinique : – Risque de somnolence (surtout chez la personne âgée) – Troubles de la mémoire (surtout chez la personne âgée) – Hypotonie musculaire, asthénie – Dépendance physique, psychique (selon dose et durée du traitement)

		– de l'effet rebond de l'angoisse en cas d'arrêt brutal du traitement – de la potentialisation des effets de l'alcool par les anxiolytiques	– Avec syndrome de sevrage ou de rebond de l'anxiété, insomnie, irritabilité à l'arrêt du traitement – Sensations ébrieuses, céphalées, ataxie – Troubles du comportement, modification de la conscience, irritabilité, agressivité, agitation – Éruption cutanée – Dépression respiratoire en cas de surdosage

2

Rappel : la concentration est la quantité d'un produit actif dissous dans l'unité de volume d'une solution. Pour sécuriser la préparation de médicaments, il est courant d'utiliser une préparation dite « iso », c'est-à-dire que la quantité x du principe actif est identique au volume x. Exemple : 1 mg = 1 ml, 5 mg = 5 ml.

Dans le cas présent, la prescription médicale est de 1,5 mg/h de Lénitral®.

Sachant que le Lénitral® est conditionné en ampoule pour préparation injectable de 15 mg/10 ml.

Il faut prendre 45 mg de Lénitral® soit :

- 15 mg → 10 ml
- 45 mg → x ml
- donc x = 45 × 10/15 = 30 ml

Afin d'avoir une préparation isotonique 1 mg/1 ml, je prépare 45 mg pour 45 ml de volume en rajoutant du solvant : 45 ml–30 ml : soit 15 ml de G5 % à rajouter au Lénitral®.

Au final, on a 45 ssmg de principe actif pour 45 ml de volume.

Le débit (volume/temps) à programmer est établi comme suit :

- La prescription est : 1,5 mg/h
- La concentration est : 45 mg → 45 ml
- d'où : 1,5 mg → x
- x = 1,5 ml
- Donc débit de 1,5 ml/h

■ 3

Il s'agit de diluer le flacon de 500 mg de Céfazoline® dans 36 ml de solvant (c'est un choix de l'infirmier[ère] qui se réfère au multiple de 12 qui est la durée de passage de la seringue). Le calcul permettra de déterminer le débit à programmer sur la seringue autopulsée ou le pousse-seringue électrique :

- 36 ml →12 h
- x ml → 1 h
- soit x = (36 × 1)/12 = 3 ml/h

▶ Situation clinique 3

Dans le cadre d'une éducation thérapeutique, les conseils à donner à Mme R. sont les suivants :

- Effectuer un régime pauvre en sel et en sucres d'absorption rapide mais hyperprotidique car il existe un risque de fonte musculaire ;
- Apport de potassium uniquement en cas de fortes doses ;
- Apport systématique en vitamine D et en calcium ;
- Lorsque le traitement est indispensable, le diabète et l'hypertension artérielle ne sont pas des contre-indications, mais le traitement peut les déséquilibrer, ce qui nécessite une réévaluation de leur prise en charge ;
- Le traitement à la dose d'attaque doit être poursuivi jusqu'au contrôle de la maladie, puis la décroissance doit être lente. À fortes doses, l'administration peut se faire en deux prises mais, en général, on se limite à une prise le matin avec le petit-déjeuner ;
- En cas de sevrage (traitement prolongé à fortes doses) : progressif par palier de 10 % tous les 8 à 15 jours. Le risque d'insuffisance surrénale aiguë doit toujours être envisagé et, au moindre doute, l'administration d'hydrocortisone s'impose en attendant de pouvoir réaliser des tests évaluant la fonction surrénale.

▶ Situation clinique 4

■ 1

L'hypothèse diagnostique est un sepsis sévère sur une pneumopathie communautaire. Les signes d'une pneumopathie sont une douleur basithoracique, une toux et une dyspnée, et une détresse respiratoire aiguë et fébrile : polypnée, désaturation et hyperthermie. Ceux d'un sepsis sévère sont une hyperthermie et une tachycardie, une hypotension artérielle, des marbrures et des troubles de la vigilance.

■ 2

Le sepsis sévère étant une urgence thérapeutique, les actions à mettre en place sont les suivantes :

- Installation dans un box de déchoquage, surveillance hémodynamique sous monitorage continu ;

- Oxygénothérapie ou ventilation mécanique en cas de détresse respiratoire (transfert en réanimation) ;
- Pose d'une voie veineuse périphérique, remplissage vasculaire car la patiente est en état de choc – en cas d'état de choc avancé, prévoir la pose d'une voie centrale avec le médecin ;
- Bilan biologique et bactériologique (à effectuer avant l'antibiothérapie) à la recherche d'un choc septique : NFS, CRP, hémocultures, etc.
- Démarrer l'antibiothérapie probabiliste sur prescription médicale ;
- Contrôle de la glycémie ;
- Pose d'une sonde urinaire pour la surveillance urinaire ;
- Surveillance de l'hémodynamique, la température, neurologique, glycémique, urinaire.

CHAPITRE

5 UE 2.7 – Défaillances organiques et processus dégénératifs

PRÉREQUIS

Testez votre niveau sur les prérequis

▶ UE 2.1 du semestre 1 – Biologie fondamentale

Dans cet enseignement, les objectifs sont d'identifier le vivant et ses caractéristiques, de développer une vision intégrée des niveaux d'organisation de la cellule à l'organisme, de s'approprier des connaissances de base en biologie cellulaire et moléculaire et de faire le lien entre des connaissances biologiques et les notions d'homéostasie, de maladie, ou de thérapeutique.

1 – Indiquez la bonne réponse. Parmi les 24 atomes constitutifs du corps humain, quel est celui qui est le moins abondant ?

☐ a. l'oxygène
☐ b. l'hydrogène
☐ c. le calcium
☐ d. l'azote
☐ e. le carbone

2 – Indiquez les bonnes réponses. La liaison peptidique a une forme qui est :

☐ a. plane
☐ b. torsadée
☐ c. courbe
☐ d. anguleuse
☐ e. rigide

3 – Indiquez la bonne réponse. Le principal ion positif extracellulaire est :

☐ a. le sodium
☐ b. le magnésium
☐ c. le fluor
☐ d. le calcium
☐ e. le potassium

4 – Indiquez les bonnes réponses. Que contient le cytoplasme des cellules du corps humain ?

☐ a. de l'endothélium
☐ b. des chromosomes
☐ c. des axones
☐ d. du réticulum endoplasmique
☐ e. des mitochondries

5 – Indiquez les bonnes réponses. Parmi les propositions suivantes, sélectionnez celles qui sont vraies. La Na^+/K^+-ATPase est une pompe :

☐ a. indispensable au bon fonctionnement cellulaire
☐ b. permettant un transport passif
☐ c. transportant les ions Na^+ dans le sens de leur gradient de concentration
☐ d. transportant les ions K^+ contre leur gradient de concentration
☐ e. transportant les deux ions contre leur gradient de concentration

6 – Indiquez les bonnes réponses. Quels sont les éléments constitutifs de la cellule ?

☐ a. le noyau
☐ b. l'unité structurale
☐ c. la membrane plasmique
☐ d. le cytoplasme
☐ e. l'enzyme

7 – Indiquez les bonnes réponses. Les enzymes sont :

☐ a. des protéines
☐ b. dénaturées à partir de 60 °C
☐ c. des catalyseurs biologiques
☐ d. dépourvues de structure tridimensionnelle stable
☐ e. actives à 37 °C

8 – Indiquez la bonne réponse. Les triglycérides et le cholestérol sont :

☐ a. des oses
☐ b. des lipides
☐ c. des enzymes
☐ d. des hormones
☐ e. des glucides

9 – Indiquez la bonne réponse. Un gène est une séquence :

☐ a. d'acides aminés
☐ b. d'acide désoxyribonucléique
☐ c. d'acide gastrique
☐ d. d'acide gras
☐ e. d'acide chlorhydrique

10 – Indiquez la bonne réponse. Quel élément sépare le milieu extracellulaire du milieu intracellulaire ?

☐ a. la membrane tectoriale
☐ b. la membrane synoviale
☐ c. la membrane plasmique
☐ d. la membrane vitelline
☐ e. la membrane déciduale

Réponses aux prérequis

Le barème :

- Toutes les réponses sont conformes : 1 point
- 1 réponse non conforme : 0,5 point
- 2 réponses non conformes : 0,3 point
- 3 ou plus de réponses non conformes : 0 point

Question	Réponse	Points obtenus
1	c.	
2	a. – e.	
3	a.	
4	d. – e.	
5	a. – d. – e.	
6	a. – c. – d.	
7	a. – b. – c.	
8	b.	
9	b.	
10	c.	
TOTAL		

Vous avez obtenu moins de 5/10 : vous devez réviser vos cours et refaire une séance d'entraînement (voir *Valider votre semestre 1 en IFSI en 650 questions corrigées,* par J. Chevillotte. 2014, 208 pages).

Vous avez obtenu plus de 5/10 : passez au prérequis suivant.

UE 2.2 du semestre 1 – Cycles de la vie et grandes fonctions

Dans cet enseignement, les objectifs sont de développer une vision intégrée du fonctionnement de l'organisme humain afin d'en déduire les effets de certaines perturbations sur l'équilibre interne, de décrire les niveaux d'organisation de l'organisme humain et leurs liaisons, de montrer comment les grandes fonctions de l'organisme répondent aux besoins biologiques de maintien de la vie, de décrire la santé à travers les cycles de la vie et le développement de l'être humain, et d'explorer la signification des transitions que vivent les individus au cours de leur croissance et évolution.

1 – Indiquez la bonne réponse. Le rein a pour rôle de produire :

☐ a. le glucagon
☐ b. la rénine
☐ c. l'ocytocine
☐ d. la dopamine
☐ e. la testostérone

2 – Indiquez la bonne réponse. La sécrétion de la bile est assurée par :

☐ a. l'estomac
☐ b. le foie
☐ c. les îlots de Langerhans
☐ d. le duodénum
☐ e. la vésicule biliaire

3 – Indiquez les bonnes réponses. Dans l'appareil cardiovasculaire, la petite circulation comprend :

☐ a. les artères pulmonaires
☐ b. les veines pulmonaires
☐ c. le cœur droit
☐ d. le cœur gauche
☐ e. l'aorte

4 – Indiquez la bonne réponse. Tous les nerfs suivants sont des nerfs crâniens sauf un. Indiquez lequel.

☐ a. olfactif
☐ b. optique
☐ c. sciatique
☐ d. trijumeau
☐ e. glossopharyngien

5 – Indiquez les bonnes réponses. Les contractions musculaires peuvent être :

☐ a. dynamiques
☐ b. statiques
☐ c. isotoniques
☐ d. concentriques
☐ e. isovolumétriques

6 – Indiquez les bonnes réponses. La paroi des artères est formée des tuniques appelées :

☐ a. intima
☐ b. myocarde

☐ c. média
☐ d. péricarde
☐ e. adventice

7 – Indiquez la bonne réponse. Laquelle de ces structures n'appartient pas au larynx ?

☐ a. l'épiglotte
☐ b. l'os hyoïde
☐ c. le cartilage de conjugaison
☐ d. le cartilage thyroïde
☐ e. le cartilage cricoïde

8 – Indiquez la bonne réponse. La peau a les rôles suivants sauf un. Indiquez lequel.

☐ a. protecteur
☐ b. régulateur thermique
☐ c. dans l'immunité innée
☐ d. dans le métabolisme des graisses
☐ e. dans la synthèse de la vitamine D

9 – Indiquez la bonne réponse. L'intestin grêle est composé des éléments suivants sauf un. Indiquez lequel.

☐ a. le duodénum
☐ b. le côlon
☐ c. le jéjunum
☐ d. le mésentère
☐ e. l'iléon

10 – Indiquez les bonnes réponses. Le tube digestif est composé :

☐ a. de la bouche
☐ b. de l'œsophage
☐ c. de l'estomac
☐ d. du foie
☐ e. des intestins

Réponses aux prérequis

Le barème :

- Toutes les réponses sont conformes : 1 point
- 1 réponse non conforme : 0,5 point
- 2 réponses non conformes : 0,3 point
- 3 ou plus de réponses non conformes : 0 point

Question	Réponse	Points obtenus
1	b.	
2	b.	
3	a. – b. – c.	
4	c.	
5	a. – b. – c. – d.	
6	a. – c. – e.	
7	c.	
8	d.	
9	b.	
10	a. – b. – c. – e.	
TOTAL		

Vous avez obtenu moins de 5/10 : vous devez réviser vos cours et refaire une séance d'entraînement (voir *Valider votre semestre 1 en IFSI en 650 questions corrigées*, par J. Chevillotte. 2014, 208 pages).

Vous avez obtenu plus de 5/10 : testez votre niveau sur les processus dégénératifs avant de débuter l'entraînement.

OBJECTIFS/CONTENU DE L'UE

Objectifs de l'unité d'enseignement[5]

- Expliquer le mécanisme physiopathologique de la dégénérescence d'un organe ou de la défaillance d'un appareil
- Décrire les signes, les risques, les complications et les thérapeutiques des pathologies étudiées
- Développer une vision intégrée des soins à donner aux personnes âgées

Éléments de contenu

- Les déséquilibres hydroélectriques ou acidobasiques, l'altération des structures et fonctions
- Les mécanismes d'apparition, l'étude des signes et des paramètres cliniques, les impacts, complications des processus pathologiques liés à la dégénérescence ou à la défaillance
- Les liens entre les processus pathologiques, les problèmes de santé ou les pathologies, et leurs traitements

Les pathologies ou problèmes de santé étudiés au cours de la formation sont énumérés ci-dessous ; d'autres peuvent être ajoutés.

- Déficiences des sens : ouïe (surdité), vue (cataracte, glaucome), etc.

5. Auteurs référents : Karine Gaudard, Sylvie Gonzalez.

- Principales causes et conséquences des déficits auditifs
- Principales causes et conséquences des déficits visuels
- Rhumatisme et dégénérescence des articulations, insuffisance rénale
- Insuffisance cardiaque, artérielle, veineuse
- Insuffisance pulmonaire
- Diabète
- Alzheimer
- Principales pathologies neurologiques déficitaires : sclérose en plaques, sclérose latérale amyotrophique
- Principales atteintes cutanées : escarres, ulcères variqueux, brûlures

TESTEZ-VOUS

Testez vos connaissances

1 – Indiquez la bonne réponse. La cause directe de l'alcalose respiratoire est :

☐ a. l'hypoventilation
☐ b. l'excès d'aldostérone
☐ c. la chute des ions bicarbonates
☒ d. l'hyperventilation
☐ e. une intoxication médicamenteuse

2 – Indiquez les bonnes réponses. L'ostéoporose :

☒ a. est favorisée en cas d'immobilisation prolongée entraînant une diminution de l'ostéogenèse
☒ b. peut être liée à une hyper-résorption osseuse due à l'hyperthyroïdie
☒ c. est favorisée par les traitements par corticoïdes
☐ d. est favorisée par l'activation des ostéoblastes
☒ e. est favorisée par le déficit en vitamine D

3 – Indiquez la bonne réponse. Parmi les signes cliniques suivants, un seul n'appartient pas au diabète de type 1. Indiquez lequel.

☐ a. la polyurie
☐ b. la prise de poids
☐ c. la polydipsie
☐ d. l'amaigrissement
☐ e. l'asthénie

4 – Indiquez la bonne réponse. Les facteurs de risque suivants font partie des démences sauf un. Indiquez lequel.

☐ a. les facteurs génétiques
☐ b. le traumatisme crânien
☐ c. les facteurs vasculaires

☐ d. le sexe
☐ e. le tabac

5 – Indiquez les bonnes réponses. La démence :
☐ a. est une altération acquise des fonctions cognitives
☐ b. est une altération innée des fonctions motrices et cognitives
☐ c. est une altération acquise des fonctions motrices
☐ d. entraîne une perte d'autonomie
☐ e. est une altération brutale des fonctions cognitives

6 – Indiquez la bonne réponse. La complication micro-angiopathique liée au diabète est :
☐ a. une cardiopathie ischémique
☐ b. une artériopathie oblitérante des membres inférieurs
☐ c. une rétinopathie
☐ d. une insuffisance coronarienne
☐ e. une artériosclérose

7 – Indiquez les bonnes réponses. Concernant les étiologies de la surdité, on retrouve :
☐ a. la rubéole
☐ b. la pathologie à cytomégalovirus
☐ c. la méningite
☐ d. la presbyacousie
☐ e. les oreillons

8 – Indiquez les bonnes réponses. Les conséquences de l'insuffisance artérielle sont :
☐ a. la diminution de la pression artérielle
☐ b. une augmentation du débit sanguin en aval de l'obstacle
☐ c. l'ischémie du territoire perfusé
☐ d. une augmentation de la pression artérielle
☐ e. une diminution du débit sanguin en amont de l'obstacle

9 – Indiquez les bonnes réponses. Les complications de la cirrhose sont :
☐ a. l'hémorragie digestive haute
☐ b. l'ulcère gastrique
☐ c. l'obstruction du cholédoque
☐ d. la rupture des varices œsophagiennes
☐ e. la thrombose veineuse profonde

10 – Indiquez la bonne réponse. Les traitements suivants sont indiqués dans le traitement de l'insuffisance cardiaque sauf un. Indiquez lequel.
☐ a. les digitaliques
☐ b. les dérivés nitrés
☐ c. les diurétiques

☐ d. les antihistaminiques
☐ e. les inhibiteurs calciques

11 – Indiquez la bonne réponse. Parmi les signes suivants, un seul n'est pas présent dans l'insuffisance veineuse. Lequel ?
☐ a. l'œdème au niveau des malléoles
☐ b. la douleur des membres inférieurs
☐ c. l'eczéma
☐ d. le psoriasis
☐ e. la dermite ocre

12 – Indiquez les bonnes réponses. L'hyperglycémie s'explique par :
☐ a. une augmentation de la pénétration du glucose dans les cellules
☐ b. une augmentation de la production de glucose par le foie
☐ c. un manque d'insuline
☐ d. une absence de pénétration de glucose dans les cellules
☐ e. une augmentation de la production d'insuline par le pancréas

13 – Indiquez la bonne réponse. Tous les signes suivants sont présents dans la sclérose en plaques sauf un. Indiquez lequel.
☐ a. une monoparésie
☐ b. une neuropathie optique
☐ c. des hallucinations visuelles
☐ d. des troubles sensitifs
☐ e. une diplopie

14 – Indiquez les bonnes réponses. Le glaucome :
☐ a. est une maladie oculaire
☐ b. touche la population de plus de 45 ans
☐ c. entraîne une opacification du cristallin
☐ d. est une altération du nerf optique
☐ e. entraîne une altération du champ visuel

15 – Indiquez la bonne réponse. Le volume intracellulaire dépend :
☐ a. de la kaliémie
☐ b. de la natrémie
☐ c. de la volémie
☐ d. des bicarbonates
☐ e. de la phosphorémie

16 – Indiquez les bonnes réponses. La pression artérielle est régulée par :
☐ a. le système rénine–angiotensine–aldostérone
☐ b. l'adrénaline et la noradrénaline qui entraînent une vasoconstriction des artères
☐ c. la présence de barorécepteurs au niveau des artères qui détectent les variations de la pression artérielle

☐ d. le système hormonal uniquement

☐ e. le système rénine–angiotensine–aldostérone qui entraîne une rétention en sodium

17 – Indiquez les bonnes réponses. Les signes de la maladie d'Alzheimer sont :

☐ a. une plainte mnésique portant sur les faits récents

☐ b. une plainte mnésique d'apparition brutale

☐ c. une plainte mnésique portant sur les faits anciens

☐ d. une conservation relative de la mémoire sémantique

☐ e. une perte totale de la mémoire sémantique

18 – Indiquez la bonne réponse. Parmi les démences suivantes, laquelle est d'origine dégénérative ?

☐ a. la maladie de Binswanger

☐ b. le traumatisme crânien

☐ c. la maladie de Creutzfeldt-Jakob

☐ d. l'aphasie primaire progressive

☐ e. l'hydrocéphalie à pression normale

19 – Indiquez les bonnes réponses. Les signes en faveur d'une hypoxie sont :

☐ a. la cyanose

☐ b. les céphalées

☐ c. les troubles de la conscience

☐ d. la polypnée

☐ e. le tirage

20 – Indiquez la bonne réponse. Les causes suivantes font partie des surdités de transmission sauf une. Indiquez laquelle.

☐ a. la maladie de Ménière

☐ b. le bouchon de cérumen

☐ c. l'otite

☐ d. l'otospongiose

☐ e. l'otite choléstéatomateuse

Bilan du test

Le barème :

- Toutes les réponses sont conformes : 1 point
- 1 réponse non conforme : 0,5 point
- 2 réponses non conformes : 0,3 point
- 3 ou plus de réponses non conformes : 0 point

Questions	Réponses	Points obtenus
1	d.	
2	a. – b. – c. – e.	
3	b.	
4	d.	

5	a. – d.	
6	c.	
7	e.	
8	a. – c.	
9	a. – d.	
10	d.	
11	d.	
12	b. – c. – d.	
13	c.	
14	a. – b. – d. – e.	
15	b.	
16	a. – b. – c. – e.	
17	a. – d.	
18	d.	
19	a. – d. – e.	
20	a.	
TOTAL		

Vous avez moins de 7/20 : l'essentiel n'est pas maîtrisé. Révisez vos cours avant de commencer l'entraînement.

Vous avez entre 7 et 10/20 : il faut poursuivre vos efforts. Vous avez déjà acquis certaines notions, mais celles-ci doivent être renforcées. Révisez les thèmes sur lesquels vous avez perdu des points avant de commencer l'entraînement.

Vous avez entre 11 et 15/20 : consolidez vos acquis. Vous êtes presque prêt ; poursuivez vos efforts en vous entraînant.

Vous avez plus de 15/20 : bravo ! Continuez à vous entraîner pour être au top le jour J !

ENTRAÎNEZ-VOUS

Entraînez-vous avec des QCM

Consignes : une ou plusieurs bonnes réponses sont attendues pour l'ensemble des questions.

1 – Tous les symptômes suivants sont présents lors d'une déshydratation sauf un. Indiquez lequel.

☐ a. l'aspect cotonneux des muqueuses buccales
☐ b. la sensation de soif
☐ c. la bradycardie
☐ d. la sécheresse cutanée
☐ e. l'oligurie

2 – Parmi les conséquences essentielles des perturbations en kaliémie, on retrouve :

☐ a. la déshydratation
☐ b. les troubles du rythme cardiaque
☐ c. les troubles de la conscience
☐ d. les troubles de la coagulation
☐ e. le ralentissement du transit

3 – En ce qui concerne les mécanismes d'action du diabète de type 2, on retient :

☐ a. l'hypersécrétion insulinique est secondaire à une insulinorésistance des tissus périphériques
☐ b. l'insulinorésistance est liée à un excès de graisse au niveau des muscles et du tissu adipeux viscéral
☐ c. la destruction des cellules insulinosécrétrices dites cellules B précède le diabète de type 2
☐ d. l'insulinorésistance précède le diabète de type 2
☐ e. l'insulinorésistance diminue l'utilisation musculaire de glucose

4 – La maladie d'Alzheimer est une affection dégénérative :

☐ a. du système nerveux central
☐ b. due à des dégénérescences neurofibrillaires
☐ c. du système nerveux périphérique
☐ d. entraînant une augmentation en acétylcholine
☐ e. entraînant un déficit en acétylcholine

5 – Au cours de l'insuffisance cardiaque, le traitement médicamenteux vise à :

☐ a. améliorer la contractilité cardiaque
☐ b. augmenter la pression d'éjection auriculaire
☐ c. diminuer la pression d'éjection ventriculaire
☐ d. diminuer la pression d'éjection auriculaire
☐ e. diminuer la contractilité cardiaque

6 – La réserve alcaline est constituée par les ions :

☐ a. H^+
☐ b. NaH_2PO_3
☐ c. HCO_3^-
☐ d. $NH3^+$
☐ e. NaCl

7 – À propos des causes de l'hypokaliémie, on retient :

☐ a. les diarrhées
☐ b. les vomissements
☐ c. l'hypercapnie
☐ d. l'insuffisance cardiaque
☐ e. le diabète

8 – En ce qui concerne la sclérose en plaques (SEP) :

☐ a. la SEP est une maladie inflammatoire du système nerveux central
☐ b. la SEP se manifeste par une atteinte de la gaine de myéline
☐ c. les manifestations cliniques sont toujours monosymptomatiques
☐ d. les femmes sont plus souvent atteintes par la SEP que les hommes
☐ e. la maladie débute dans 70 % des cas chez le jeune adulte (entre 20 et 40 ans)

9 – Parmi les signes du glaucome aigu, on retrouve :

☐ a. les nausées
☐ b. une diminution de l'acuité visuelle
☐ c. la pupille en myosis
☐ d. la photophobie
☐ e. la pupille en mydriase

10 – Dans le diabète de type 2, les facteurs cliniques suivants sont liés à l'insulinorésistance sauf un. Indiquez lequel.

☐ a. l'obésité
☐ b. la sédentarité
☐ c. l'hypertension artérielle
☐ d. la baisse des triglycérides
☐ e. la répartition abdominale des graisses

11 – Les objectifs de la ventilation artificielle sont les suivants :

☐ a. prévenir les troubles neurologiques
☐ b. mettre au repos les muscles respiratoires
☐ c. corriger l'hypoxie
☐ d. corriger l'hypercapnie
☐ e. augmenter le calibre des bronches

12 – Chez l'adulte de 70 kg, le volume d'eau dans le secteur extracellulaire est de :

☐ a. 2 litres
☐ b. 14 litres
☐ c. 30 litres
☐ d. 21 litres
☐ e. 42 litres

13 – À propos de l'acidose :

☐ a. c'est quand le potassium sort de la cellule
☐ b. c'est quand le potassium entre dans la cellule
☐ c. elle peut être d'origine respiratoire
☐ d. elle peut être d'origine cardiaque
☐ e. elle se manifeste par une augmentation du pH sanguin

14 – La cataracte :

☐ a. est une affection contagieuse
☐ b. se manifeste par une prolifération de cellules de la peau sur le cristallin rendant l'œil opaque
☐ c. touche la rétine
☐ d. est une opacification du cristallin
☐ e. apparaît toujours chez les personnes âgées

15 – L'insuffisance respiratoire aigüe se définit comme :

☐ a. une impossibilité de maintenir une hémostase normale
☐ b. une présence des mécanismes de compensation
☐ c. une absence des mécanismes de compensation
☐ d. une hypoxie
☐ e. une hypercapnie

16 – Les causes des surdités de perception sont les suivantes sauf une. Indiquez laquelle.

☐ a. l'ototoxicité médicamenteuse
☐ b. la maladie de Ménière
☐ c. la surdité auto-immune
☐ d. une otite
☐ e. les oreillons

17 – En ce qui concerne les signes d'évolution de la sclérose latérale amyotrophique, on retient :

☐ a. une perte de la mémoire immédiate
☐ b. une rétraction tendineuse
☐ c. une bradycardie
☐ d. un amaigrissement
☐ e. des difficultés respiratoires

18 – La déshydratation présente les conséquences suivantes sauf une. Indiquez laquelle.

☐ a. l'hémorragie
☐ b. la diaphorèse
☐ c. le diabète insipide
☐ d. l'électrophorèse
☐ e. la brûlure grave

19 – À propos de l'alcalose :

☐ a. c'est quand le potassium sort de la cellule
☐ b. elle peut être d'origine métabolique
☐ c. elle peut être d'origine cardiaque
☐ d. c'est quand le potassium entre dans la cellule
☐ e. elle se manifeste par une augmentation du pH sanguin

20 – Les brûlures peuvent être d'origine :

☐ a. chimique
☐ b. organique
☐ c. électrique
☐ d. biologique
☐ e. thermique

21 – En ce qui concerne le glaucome :

☐ a. le glaucome aigu est une maladie qui survient brutalement
☐ b. l'œil devient dur dans le glaucome aigu
☐ c. le glaucome aigu se manifeste par une douleur violente
☐ d. le glaucome aigu n'entraîne pas de baisse de la vue
☐ e. l'iris obturant l'angle provoque le glaucome

22 – L'hypercapnie :

☐ a. est une augmentation de la pression partielle en gaz carbonique dans le sang circulant
☐ b. est une diminution de la pression partielle en gaz carbonique dans le sang circulant
☐ c. permet une amélioration de la perfusion tissulaire
☐ d. se manifeste par une augmentation de la pression partielle en oxygène dans le sang artériel
☐ e. peut être due à un trouble de la fonction ventilatoire

23 – Parmi les facteurs de risque suivants de la cataracte, un seul n'en fait pas partie. Indiquez lequel.

☐ a. l'exposition aux rayons du soleil
☐ b. la fumée de cigarettes
☐ c. un déficit en antioxydants
☐ d. un déficit en vitamine C
☐ e. le sexe

24 – À propos des facteurs favorisant l'ulcère variqueux, on retrouve :

☐ a. le tabac
☐ b. l'hypertension artérielle
☐ c. le diabète
☐ d. l'insuffisance rénale
☐ e. l'hypocholestérolémie

25 – Les ions majoritaires dans le liquide extracellulaire sont les ions :

☐ a. K^+
☐ b. Na^+
☐ c. Cl^-
☐ d. PO_4^-
☐ e. Mg^{2+}

26 – Parmi les propositions suivantes, quelles sont celles correspondant au système tampon de l'organisme ?

☐ a. le glycérol-lipide
☐ b. l'acide carbonique-bicarbonate
☐ c. le gluconate disodique-gluconate monosodique
☐ d. le phosphate disodique-phosphate monosodique
☐ e. l'acide citrique-citrate

27 – La polyarthrite rhumatoïde :

☐ a. est une maladie inflammatoire des articulations
☐ b. est due à un dérèglement hormonal
☐ c. entraîne une incapacité fonctionnelle
☐ d. est due à un dérèglement du système immunitaire
☐ e. est une pathologie qui évolue par poussée

28 – Le diabète de type 2, selon la Haute autorité de santé, est défini par :

☐ a. une glycémie supérieure à 1,26 g/l (7,0 mmol/l) après un jeûne de 8 heures et vérifiée à deux reprises
☐ b. une glycémie (sur plasma veineux) supérieure à 1,26 g/l (7,0 mmol/l), 2 heures après une charge orale de 75 g de glucose
☐ c. la présence de symptômes de diabète (polyurie, polydipsie, amaigrissement) associée à une glycémie (sur plasma veineux) supérieure ou égale à 2 g/l (11,1 mmol/l)
☐ d. une glycémie (sur plasma veineux) supérieure ou égale à 2 g/l (11,1 mmol/l) après un jeûne de 8 heures
☐ e. la présence de symptômes de diabète (polyurie, polydipsie, amaigrissement) associée à une glycémie (sur plasma veineux) supérieure ou égale à 1,26 g/l (7 mmol/l)

29 – Parmi les facteurs de risque les plus importants dans le glaucome, on retrouve :

☐ a. le sexe masculin
☐ b. un début de cataracte
☐ c. le sexe féminin
☐ d. le stress
☐ e. l'hypermétropie

30 – À propos des facteurs de risque de l'insuffisance veineuse, on retient :

☐ a. l'activité physique intensive
☐ b. les antécédents familiaux
☐ c. la station debout prolongée
☐ d. le sexe masculin
☐ e. la chauffage par le sol

■ 31 – La régulation de la glycémie sanguine :

☐ a. est le résultat d'un équilibre entre les combustions par l'organisme et les apports en glucose hépatique

☐ b. est liée à la production par le foie de glucose à partir de protéines

☐ c. peut être liée à la libération supplémentaire de glucose par le foie sous l'action d'une décharge de glucagon

☐ d. peut être liée à la production de protéines par le pancréas

☐ e. peut être liée à la production par le foie de glucose à partir des lipides

■ 32 – À propos des causes de l'hypochlorémie, on retrouve :

☐ a. les vomissements

☐ b. l'hyponatrémie

☐ c. l'ingestion excessive de substances basiques

☐ d. l'hyperkaliémie

☐ e. l'ingestion excessive de substances alcalines

■ 33 – Les examens biologiques suivants sont associés à la polyarthrite rhumatoïde sauf un. Indiquez lequel.

☐ a. la protéine C réactive (CRP)

☐ b. la vitesse de sédimentation (VS)

☐ c. la protéinurie

☐ d. les facteurs rhumatoïdes

☐ e. les marqueurs biologiques de l'inflammation

■ 34 – À propos des signes de l'insuffisance respiratoire chronique, on retrouve :

☐ a. la polyglobulie

☐ b. la thrombopénie

☐ c. l'hypotrophie des muscles respiratoires

☐ d. l'hypoxie

☐ e. l'hypercapnie

■ 35 – En ce qui concerne les facteurs de risque liés à la polyarthrite rhumatoïde, on retient :

☐ a. l'infarctus du myocarde

☐ b. l'ostéoporose

☐ c. l'asthme

☐ d. l'accident vasculaire cérébral

☐ e. l'artérite des membres inférieurs

■ 36 – Les mesures hygiénodiététiques pour l'hypertension artérielle sont les suivantes :

☐ a. l'activité physique

☐ b. le sommeil régulier

☐ c. l'augmentation de la ration protéique

☐ d. l'arrêt du tabac

☐ e. l'apport en fer

37 – À propos de la régulation de la glycémie :

☐ a. le pancréas est une glande mixte (endocrine et exocrine) qui est responsable de la sécrétion d'insuline

☐ b. l'insuline est une hormone hypoglycémiante

☐ c. le pancréas endocrine sécrète le glucagon

☐ d. le pancréas exocrine sécrète l'insuline

☐ e. les cellules α des îlots de Langerhans sécrètent le glucagon

38 – L'hypercalcémie peut être due à :

☐ a. une hyperthyroïdie

☐ b. une hypothyroïdie

☐ c. un excès de vitamine D

☐ d. un déficit en vitamine D

☐ e. un excès de vitamine B

39 – Les signes suivants sont présents dans la polyarthrite rhumatoïde sauf un. Indiquez lequel.

☐ a. au début de la pathologie, les douleurs sont nocturnes

☐ b. en début de matinée, le patient présente des raideurs articulaires

☐ c. le patient ne présente pas de signes d'hyperthermie

☐ d. le patient présente des signes de fatigue

☐ e. des gonflements peuvent apparaître au niveau des articulations

40 – L'état de choc cardiogénique se manifeste par :

☐ a. une augmentation de la diurèse

☐ b. une hyperglycémie

☐ c. un pouls filant

☐ d. des marbrures

☐ e. une pression artérielle haute

41 – Les pathologies suivantes sont des complications de l'hypertension artérielle sauf une. Indiquez laquelle.

☐ a. la cirrhose

☐ b. l'infarctus du myocarde

☐ c. la néphro-angiosclérose

☐ d. la dissection aortique

☐ e. l'hypertrophie ventriculaire

42 – En ce qui concerne les facteurs de risque de l'hypertension artérielle, on retient :

☐ a. l'homme de plus de 45 ans

☐ b. la femme de moins de 55 ans

☐ c. le diabète
☐ d. l'anémie
☐ e. le tabac

43 – Concernant la régulation du débit cardiaque :

☐ a. la stimulation parasympathique au niveau cardiaque entraîne un effet chronotrope positif
☐ b. la stimulation parasympathique au niveau cardiaque entraîne un effet dromotrope positif
☐ c. la stimulation sympathique au niveau cardiaque entraîne un effet inotrope positif
☐ d. la stimulation parasympathique au niveau cardiaque entraîne un effet inotrope positif
☐ e. la stimulation sympathique au niveau cardiaque entraîne un effet chronotrope négatif

44 – Un système tampon chimique :

☐ a. permet de maintenir l'homéostasie
☐ b. prévient les variations marquées des ions NA^+
☐ c. prévient les variations marquées des ions H^+
☐ d. prévient les variations marquées des ions K^+
☐ e. est constitué exclusivement de bases faibles et fortes

45 – L'insuffisance rénale chronique n'est pas :

☐ a. une perturbation transitoire des fonctions rénales
☐ b. une perturbation réversible des fonctions rénales
☐ c. une pathologie d'évolution chronique et progressive
☐ d. due à une pathologie vésicale
☐ e. due à une pathologie thyroïdienne

46 – À propos des signes cliniques à surveiller en cas d'insuffisance rénale, on retrouve :

☐ a. les troubles de la conscience
☐ b. la pression artérielle
☐ c. la saturation en oxygène
☐ d. le poids
☐ e. les œdèmes des membres inférieurs

47 – En ce qui concerne les facteurs de risque de l'escarre, on retient :

☐ a. la macération
☐ b. l'hyperthermie
☐ c. la potomanie
☐ d. la perte de sensibilité
☐ e. l'immobilisation

48 – L'insuffisance rénale chronique peut être liée :

☐ a. au diabète
☐ b. à l'hypertension artérielle
☐ c. à l'insuffisance respiratoire
☐ d. à la polykystose
☐ e. à l'ostéoporose

49 – À propos de l'insuffisance cardiaque :

☐ a. elle peut être due à une nécrose du muscle cardiaque
☐ b. elle peut être la conséquence d'une hypertrophie des cellules myocardiques
☐ c. elle est la conséquence de l'apoptose cellulaire
☐ d. pour maintenir le débit cardiaque, les fibres myocardiques s'allongent
☐ e. pour maintenir le débit cardiaque, les cellules myocardiques s'épaississent

50 – En ce qui concerne les signes de la déshydratation intracellulaire, on retient :

☐ a. la langue sèche
☐ b. une fébricule
☐ c. une hyponatrémie
☐ d. une hypotension
☐ e. une hypertension

51 – Les signes suivants sont en faveur d'une hypercapnie sauf un. Indiquez lequel.

☐ a. les sueurs
☐ b. l'hippocratisme digital
☐ c. les tremblements
☐ d. les céphalées
☐ e. le flapping

52 – Parmi les signes biologiques associés à l'insuffisance rénale aiguë, on retrouve :

☐ a. l'augmentation de l'urée
☐ b. la diminution de l'urée
☐ c. l'augmentation de l'acide urique
☐ d. l'augmentation de la créatinine
☐ e. la diminution de la créatinine

53 – L'échelle prédictive du risque d'escarre est :

☐ a. l'échelle de Ramsay
☐ b. l'échelle d'Iéna
☐ c. l'échelle de Waterloo
☐ d. l'échelle de Beaufort
☐ e. l'échelle de Richter

54 – En ce qui concerne les complications dégénératives du diabète, on retrouve :

☐ a. la cécité
☐ b. les neuropathies périphériques
☐ c. l'acidose lactique
☐ d. le coma acidocétosique
☐ e. les cardiopathies ischémiques

55 – La maladie de Parkinson peut être une conséquence :

☐ a. de la destruction des neurones dopaminergiques
☐ b. d'une apoptose exagérée
☐ c. de la destruction des motoneurones
☐ d. d'un défaut d'apoptose
☐ e. d'une nécrose des cellules nerveuses

56 – Les signes suivants sont présents dans la maladie d'Alzheimer sauf un. Indiquez lequel.

☐ a. une conservation des praxies
☐ b. un repli sur soi
☐ c. un trouble de la mémoire immédiate
☐ d. une altération du langage
☐ e. un trouble des praxies

57 – Parmi les signes biologiques associés à l'insuffisance rénale aiguë, vous retenez :

☐ a. l'augmentation de la clairance de la créatinine
☐ b. la diminution de la clairance de la créatinine
☐ c. l'augmentation du potassium
☐ d. l'augmentation du calcium
☐ e. la diminution du calcium

58 – Les mesures suivantes permettent de prévenir les escarres sauf une. Indiquez laquelle.

☐ a. le matelas à eau
☐ b. l'effleurage
☐ c. l'application de chaud/froid
☐ d. le changement de position
☐ e. le régime riche en protéine

59 – Parmi les complications de la cirrhose, vous retenez :

☐ a. l'ictère
☐ b. l'accident vasculaire cérébral
☐ c. l'encéphalopathie hépatique
☐ d. l'ascite
☐ e. l'ischémie des membres inférieurs

■ 60 – En ce qui concerne les signes de la cataracte, on retrouve :

☐ a. la photophobie
☐ b. la diplopie monoculaire
☐ c. l'œil blanc
☐ d. une douleur oculaire
☐ e. la pupille en mydriase

■ 61 – Le diabète de type 1 ou insulinodépendant est lié à :

☐ a. la destruction des cellules β du pancréas
☐ b. un défaut de captage du glucose par les cellules par carence en insuline
☐ c. une concentration des cellules en glucose
☐ d. une diminution de glycogénolyse
☐ e. la néoglucogenèse

■ 62 – Les signes suivants sont présents dans l'œdème aigu du poumon sauf un. Indiquez lequel.

☐ a. l'orthopnée
☐ b. l'agitation
☐ c. la cyanose
☐ d. la douleur thoracique
☐ e. l'angoisse

■ 63 – En ce qui concerne les éléments diagnostiques en faveur d'une aggravation de l'état d'un patient atteint d'une insuffisance rénale chronique, vous retenez :

☐ a. l'hypokaliémie
☐ b. l'hyperkaliémie
☐ c. l'embolie pulmonaire
☐ d. la dyspnée
☐ e. le tirage intercostal

■ 64 – Les éléments suivants favorisent la gonarthrose sauf un. Indiquez lequel.

☐ a. le genu varum
☐ b. la fracture du tibia
☐ c. la luxation de la hanche
☐ d. la rupture des ligaments croisés
☐ e. la maladie de Paget

■ 65 – À propos des causes de l'insuffisance respiratoire chronique, vous retenez :

☐ a. la bronchopneumopathie chronique obstructive
☐ b. l'asthme vieilli
☐ c. la sclérose latérale amyotrophique
☐ d. l'épilepsie
☐ e. la silicose

66 – À propos de la régulation du débit cardiaque :

☐ a. elle est sous la dépendance du système neurovégétatif
☐ b. elle dépend du système sympathique qui augmente le débit cardiaque
☐ c. elle dépend des systèmes parasympathique et sympathique
☐ d. le médiateur du système sympathique est l'acétylcholine
☐ e. le médiateur du système parasympathique est la noradrénaline

67 – Les signes suivants sont présents dans l'insuffisance cardiaque sauf un. Indiquez lequel.

☐ a. la bradycardie
☐ b. la dyspnée d'effort
☐ c. l'oligurie
☐ d. l'asthénie
☐ e. l'anorexie

68 – À propos des signes de la maladie de Ménière, on retrouve :

☐ a. les acouphènes
☐ b. l'hyperacousie
☐ c. la surdité
☐ d. l'apraxie
☐ e. la presbyacousie

69 – L'hypoxie :

☐ a. est une baisse de la pression partielle en oxygène dans le sang artériel
☐ b. est une augmentation de la pression partielle en oxygène dans le sang artériel
☐ c. est une diminution en gaz carbonique dans le sang artériel
☐ d. ne permet pas de maintenir une oxygénation satisfaisante des tissus
☐ e. se manifeste par une saturation en oxygène inférieure à 95 %

70 – À propos de l'apoptose :

☐ a. un défaut d'apoptose peut conduire à la maladie de Parkinson
☐ b. l'apoptose est la nécrose des tissus liée à une brûlure
☐ c. l'apoptose en excès peut conduire à la maladie d'Alzheimer
☐ d. l'apoptose est un processus physiologique qui permet l'homéostasie cellulaire
☐ e. la nécrose cellulaire est synonyme d'apoptose

71 – Les signes suivants sont présents dans la sclérose latérale amyotrophique de forme spinale sauf un. Indiquez lequel.

☐ a. la fasciculation
☐ b. les crampes
☐ c. la difficulté à mâcher
☐ d. la gêne à la marche
☐ e. l'asthénie

72 – Parmi les signes en faveur d'une hypercapnie, on retrouve :

☐ a. les céphalées
☐ b. la polypnée
☐ c. le balancement thoracoabdominal
☐ d. la cyanose
☐ e. les troubles de la conscience

73 – À propos des conséquences possibles de la cirrhose, vous retenez :

☐ a. l'insuffisance hépatocellulaire
☐ b. l'insuffisance digestive
☐ c. l'hypertension portale
☐ d. l'hypertension artérielle
☐ e. l'augmentation de l'acidité gastrique

74 – La brûlure du premier degré correspond à :

☐ a. une destruction cellulaire sur l'ensemble de l'épiderme avec présence d'érythème, de phlyctène et de douleur
☐ b. une destruction du derme et de l'épiderme
☐ c. une atteinte des follicules pileux des glandes sudoripares et sébacées
☐ d. un érythème sans phlyctènes et douleur
☐ e. une destruction du derme et des inclusions épidermiques

75 – En ce qui concerne les risques essentiels après une brûlure grave, on retrouve :

☐ a. l'infection
☐ b. l'état de choc
☐ c. la déperdition liquidienne
☐ d. l'inhalation
☐ e. l'augmentation des globules rouges

76 – À propos des facteurs de risque de l'ostéoporose, vous retenez :

☐ a. la ménopause
☐ b. le sexe féminin
☐ c. la maigreur
☐ d. la sédentarité
☐ e. l'activité physique

77 – La dyspnée d'effort de grade 3 correspond à une dyspnée :

☐ a. à l'effort important (au-delà du 2e étage)
☐ b. à la marche à allure normale sur terrain plat
☐ c. au moindre effort (toilette, habillage)
☐ d. à la marche normale en côte
☐ e. à la marche lente

Réponses aux QCM

1 – c.
2 – b. – e.
3 – a. – b. – d. – e.
4 – a. – b. – e.
5 – a. – c.
6 – c.
7 – a. – b.
8 – a. – b. – d. – e.
9 – a. – b. – e.
10 – d.
11 – b. – c. – d.
12 – b.
13 – a. – c.
14 – d.
15 – c. – d. – e.
16 – d.
17 – b. – d. – e.
18 – d.
19 – b. – d.
20 – a. – c. – e.
21 – a. – b. – c. – e.
22 – a. – e.
23 – e.
24 – a. – b. – c.
25 – b.
26 – b. – d.
27 – a. – b. – c. – e.
28 – a. – c.
29 – b. – c. – d. – e.
30 – b. – c. – e.
31 – a. – b. – c. – e.
32 – a. – e.
33 – c.
34 – a. – d. – e.
35 – a. – b. – d. – e.
36 – a. – d.
37 – a. – b. – c. – e.
38 – a. – c.
39 – c.

40 – c. – d.
41 – a.
42 – a. – c. – e.
43 – c.
44 – a. – c.
45 – c.
46 – b. – d. – e.
47 – a. – b. – d. – e.
48 – a. – b. – d.
49 – a. – b. – d. – e.
50 – a. – b.
51 – b.
52 – a. – c. – d.
53 – c.
54 – a. – b. – e.
55 – a. – b.
56 – a.
57 – b. – c. – e.
58 – c.
59 – a. – c. – d.
60 – a. – b.
61 – a. – b. – e.
62 – d.
63 – b. – d.
64 – c.
65 – a. – b. – c. – e.
66 – a. – b. – c.
67 – a.
68 – a. – c.
69 – a. – e.
70 – c. – d.
71 – c.
72 – a. – e.
73 – a. – c.
74 – d.
75 – a. – b. – c.
76 – a. – b. – c. – d.
77 – b.

Entraînez-vous avec des QROC

1 – Définissez la brûlure et citez deux causes.

....

....

....

....

....

....

....

....

2 – Définissez la cirrhose puis citez et expliquez trois conséquences.

....

....

....

....

....

....

....

....

3 – Définissez l'escarre et décrivez les quatre stades.

....

....

....

....

....

....

....

....

4 – Définissez l'insuffisance respiratoire aiguë et donnez les signes cliniques.

....

....

....

....

....

....

....

....

5 – Définissez la brûlure du premier degré et énoncez les signes cliniques.

....

....

....

....

....

....

....

....

6 – Expliquez la physiologie de l'audition et citez les caractéristiques des types de surdité.

....

....

....

....

....

....

....

....

7 – Citez et définissez les trois mécanismes du processus dégénératif. Puis donnez deux exemples pour chaque processus.

....

....

....

....

....

....

....

....

8 – Expliquez le mécanisme physiopathologique de l'œdème aigu du poumon chez un patient présentant une valvulopathie mitrale et donnez les principaux signes cliniques.

....

....

....

....

....

....

....

....

9 – Définissez la cataracte puis expliquez la physiopathologie et citez les causes.

....

....

....

....

....

....

....

....

10 – Définissez la sclérose latérale amyotrophique, citez les différentes formes ainsi que les manifestations cliniques.

....

....

....

....

....

....

....

....

11 – Définissez l'insuffisance rénale aiguë ainsi que les trois mécanismes qui peuvent être mis en cause.

....

....

....

....

....

....

....

....

12 – Citez et définissez les différents degrés de la brûlure.

....

....

....

....

....

....

....

....

Réponses aux QROC

1

La brûlure est une lésion cutanée provoquée par un agent causal d'origines diverses dont la gravité dépend du temps d'exposition à celui-ci. Les causes peuvent être :

- la chaleur : corps, liquide, gaz chaud ;
- le frottement : chaussures, vêtements ;
- l'électricité ;
- un produit chimique, comme la soude caustique ;
- les radiations (soleil, ultraviolets, etc.).

2

La cirrhose est une affection hépatique irréversible diffuse se caractérisant par une fibrose cicatricielle évolutive ou non. Il en résulte trois conséquences :

- une insuffisance hépatocellulaire – déficit fonctionnel lié à la diminution du nombre des hépatocytes et à la mauvaise qualité de leur vascularisation ;
- une hypertension portale, en amont du foie, qui se comporte comme un obstacle réduisant le flux et augmentant la pression dans la veine porte, d'où la formation de voies de dérivation, notamment de varices œsophagiennes, à l'origine d'hémorragies digestives ;
- un état précancéreux : le développement d'un carcinome hépatocellulaire sur le foie remanié par la cirrhose est fréquent après 15 à 20 ans d'évolution.

3

L'escarre est la résultante d'une hypoxie tissulaire due à une pression trop importante du tissu cutané entre deux plans durs. Cette lésion d'origine ischémique peut s'étendre aux tissus sous-cutanés, musculaires et osseux. Elle peut être classée en différents stades :

- stade 1 : rougeur cutanée qui ne blanchit pas à la pression ; il n'y a pas de perte de substance cutanée ;
- stade 2 : perte de substance cutanée superficielle ou présence de phlyctène ;
- stade 3 : ulcération des tissus cutanés et sous-cutanés, avec possible atteinte du tissu musculaire ;
- stade 4 : la nécrose atteint les muscles et les tendons ; l'atteinte du tissu osseux est possible.

4

L'insuffisance respiratoire aigüe est un syndrome de défaillance viscérale à risque vital (arrêt circulatoire) caractérisé par l'impossibilité de maintenir une hématose normale en l'absence de mécanisme de compensation et par une altération des gaz du sang montrant une hypoxie et une hypercapnie.

- Les signes cliniques sont : dyspnée majeure, gêne à la parole, polypnée, respiration irrégulière, tirage intercostal, balancement thoracoabdominal, cyanose, sueurs, tachycardie, troubles de la conscience.
- Les signes en faveur d'une hypoxie sont : polypnée, tirage, balancement, cyanose.

- Les signes en faveur d'une hypercapnie sont : sueurs, céphalées, tremblements, flapping, troubles de la conscience.

5

La brûlure du premier degré correspond à une atteinte des couches superficielles de l'épiderme sans lésion de la couche basale. Les signes cliniques sont : rougeur, chaleur et douleur. Il n'y a pas de phlyctène. La cicatrisation se produit en 3 à 4 jours et n'entraîne pas de séquelles.

6

La physiologie de l'audition se déroule en deux étapes :

- Les sons produisent dans l'air des vibrations qui sont captées au niveau de l'oreille externe par le pavillon de l'oreille et qui viennent, via le conduit auditif, frapper le tympan. L'amplitude de mouvement de la membrane du tympan dépend de l'intensité des sons captés. Puis, au niveau de l'oreille moyenne, la force exercée par le son est transmise intégralement par l'intermédiaire des osselets (malléus, incus, stapès) en les faisant vibrer à la fenêtre du vestibule ;
- Les vibrations du stapès sont transmises via la fenêtre du vestibule à la périlymphe. À ce niveau, les vibrations sont transformées en onde de pression, ce qui permet la stimulation des cellules sensorielles ciliés qui constituent l'organe spinal. L'influx produit est transmis à l'aire auditive par l'intermédiaire du nerf cochléaire.

La **surdité de transmission** est due à une impossibilité d'acheminer le son de l'oreille externe à l'oreille interne. Caractéristiques : toujours partielle, la compréhension de la parole est conservée ; elle peut être réversible par traitement chirurgical.

La **surdité de perception** est due soit à une lésion des cellules nerveuses au niveau de l'oreille interne, soit à une lésion des aires auditives. Caractéristiques : partielle ou totale, la compréhension de la parole n'est pas toujours conservée ; elle est irréversible mais peut être améliorée partiellement par la pose d'un implant, notamment cochléaire.

7

La réduction de la masse et de la taille des cellules correspond à l'**atrophie**. Les tissus, organes ou membres peuvent présenter une perte de poids et de volume en raison d'un manque de nutrition, mais aussi une altération de la mobilité, entraînant une diminution du métabolisme cellulaire. L'atrophie peut être physiologique (exemple du vieillissement) ou pathologique (exemple de l'atrophie d'un muscle lors de l'immobilisation d'un membre). Quand l'atrophie est engendrée par des modifications hormonales, on parle d'atrophie physiologique. Quand l'atrophie est la résultante soit d'une immobilisation, soit d'une dénutrition cellulaire, on parle d'atrophie pathologique (exemples : la cirrhose, la maladie d'Alzheimer).

La **nécrose** est la mort non programmée d'une cellule qui se traduit par des altérations du noyau et du cytoplasme. Ce mécanisme peut entraîner une modification de l'environnement extracellulaire consécutive à la libération du contenu (enzymes, déchets), avec la libération possible de substances dont l'action biologique peut provoquer des troubles de la coagulation et des désordres métaboliques.

Les causes peuvent être :

- l'anoxie, suite à une ischémie ;
- les traumatismes physiques, thermiques, chimiques et médicamenteux ;
- les agents infectieux ;
- les réactions immunologiques.

Exemples : l'escarre, l'infarctus du myocarde.

La **fibrose** est la transformation fibreuse du tissu conjonctif ; cela correspond à la dernière étape du processus inflammatoire.

Le processus peut être d'origine médicamenteuse, d'origine chimique.

Exemples : la sclérose latérale amyotrophie, la fibrose pulmonaire.

8

L'œdème aigu du poumon est lié à une insuffisance cardiaque gauche, lié à une valvulopathie mitrale qui a entraîné une augmentation de la pression au niveau de l'oreillette gauche puis des veines pulmonaires et capillaires pulmonaires. Cette augmentation de pression entraîne une fuite de liquide plasmatique qui va inonder de façon brutale les alvéoles pulmonaires, d'où les quelques hématies qui vont passer et colorer en rose les crachats mousseux.

Il y a une perturbation de la fonction d'hématose qui entraîne une perturbation des gaz du sang.

Les signes observables sont :

- la polypnée ;
- la sueur ;
- la pâleur ;
- l'angoisse extrême exprimée par le patient ;
- la toux quinteuse ramenant une expectoration mousseuse saumonée.

9

La cataracte se définit comme une opacification du cristallin ou de sa capsule, uni- ou bilatérale, entraînant une baisse de l'acuité visuelle. La cataracte, non traitée, peut conduire à la cécité.

Le cristallin est une lentille transparente située juste en arrière de l'iris. Sa transparence dépend de l'état physicochimique des protéines qu'il contient et de son état d'hydratation.

Deux processus sont responsables de l'opacification du cristallin :

- une diminution ou à une accumulation de l'eau à l'intérieur des fibres cristalliniennes ;
- une diminution du métabolisme du cristallin et plus précisément une diminution de la production d'énergie disponible provoquant une altération des cristallines (protéines), qui perdent ainsi leur solubilité, précipitent et s'opacifient.

L'équilibre physicochimique du cristallin peut être rompu par :

- une modification de l'humeur aqueuse (concentration saline, pression osmotique, pH, etc.) ;
- une altération de la capsule cristallinienne (traumatisme oculaire).

Le métabolisme du cristallin s'opacifie progressivement tout au long de la vie. L'âge est la cause la plus fréquente de la cataracte. Plusieurs pathologies sont également liées à cette opacification : le diabète, l'hyperparathyroïdie, les uvéites, le glaucome. Enfin, la cataracte peut être provoquée par des traitements au long cours comme la corticothérapie.

10

La sclérose amyotrophique latérale (ou maladie de Charcot) est une pathologie dégénérative du système nerveux moteur provoquant la destruction des motoneurones. La dégénérescence et la destruction des motoneurones sont progressives. Il en existe principalement deux formes.

Dans la **forme spinale**, les premiers signes sont une difficulté à coordonner les mouvements, une gêne à la marche, des chutes, des troubles de l'équilibre, un manque de précision de certains gestes, une asthénie.

Peu à peu, l'ensemble des membres sont touchés, entraînant une amyotrophie.

Dans la **forme bulbaire**, les premiers signes sont des difficultés d'articulation et de prononciation, une modification de la voix (qui devient rauque et s'affaiblit). Il apparaît également une atteinte de la fonction alimentaire avec des difficultés à mâcher, à déglutir et à bouger la langue. Le patient est sujet aux fausses routes et aux inhalations. Peu à peu, le patient a des difficultés à déglutir, ce qui explique ses problèmes d'hypersalivation ou au contraire de sécheresse de la bouche.

11

L'insuffisance rénale aiguë est une altération brutale de la fonction rénale sur des reins antérieurement sains. Elle se traduit par une oligoanurie (diurèse inférieure à 400 ml/24 heures) avec pour conséquence une rétention azotée et des désordres hydroélectrolytiques. Elle est le plus souvent réversible.

Les trois mécanismes sont :

- insuffisance rénale postrénale (obstructive) : elle est due à une obstruction aiguë des voies urinaires à l'étage supravésical ;
- insuffisance rénale prérénale (fonctionnelle) : elle résulte d'un trouble circulatoire général situé en amont des reins, ce qui entraîne la diminution de leur perfusion. Il n'y a pas de lésions cellulaires visibles ;
- insuffisance rénale organique : elle est due à des lésions tissulaires rénales d'installation rapide.

12

Une brûlure peut être classée en quatre degrés différents :

- 1er degré : il s'agit d'une atteinte de l'épiderme superficiel sans lésion de la couche basale ;
- 2e degré superficiel : il y a une destruction de l'épiderme ;
- 2e degré profond : l'épiderme basal est détruit ainsi qu'une partie du derme ;
- 3e degré : destruction totale de la peau et des tissus sous-cutanés.

Entraînez-vous avec des schémas

Schéma 1 : annotez le schéma de l'oreille.

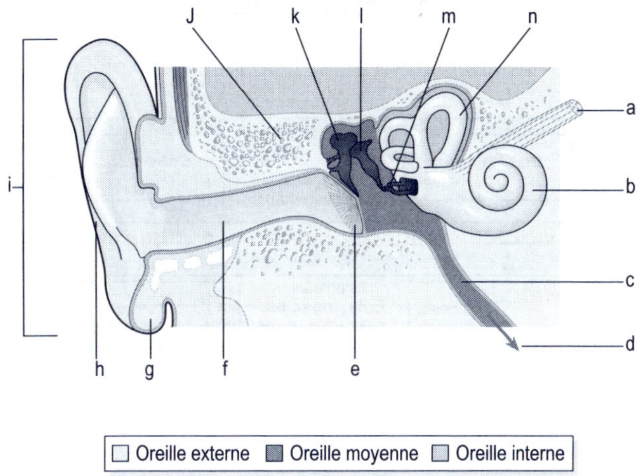

Source : *Ross et Wilson, Anatomie et physiologie normales et pathologiques*, par Waugh, Elsevier Masson, 2011

Schéma 2 : complétez le schéma de la régulation de la pression artérielle en utilisant les termes suivants : rénine, angiotensine I, rénine-angiotensine, vasoconstriction, volume sanguin, vasoconstriction, aldostérone, fréquence cardiaque, débit cardiaque.

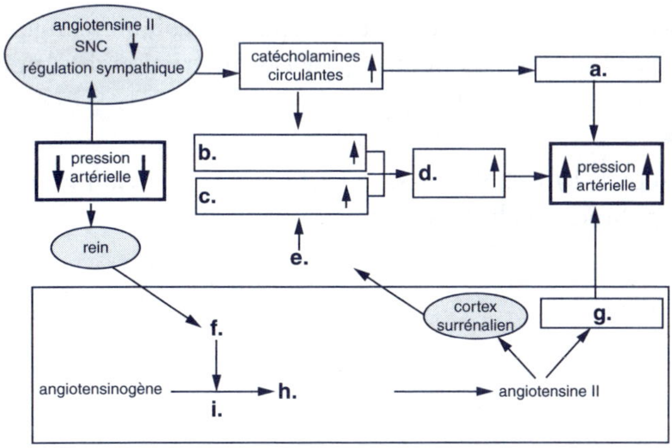

■ **Schéma 3 : complétez le schéma de la régulation de la glycémie.**

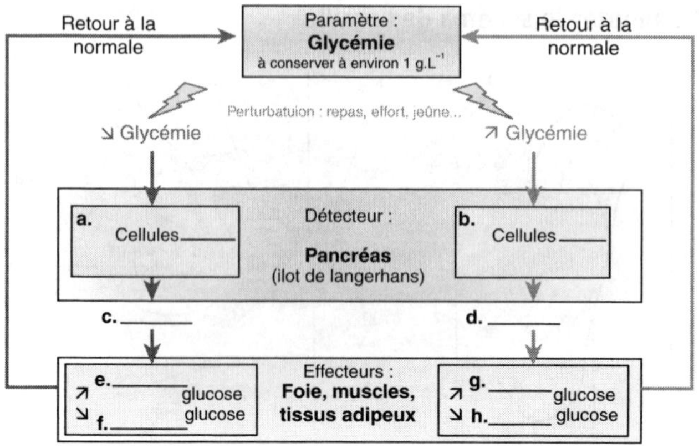

Réponses aux schémas

■ **Schéma 1**

a) Nerf vestibulocochléaire. b) Limaçon. c) Canal pharyngo-tympanique (auditif). d) Vers le nasopharynx. e) Membrane tympanique. f) Conduit auditif externe. g) Lobule. h) Hélix. i) Oreille externe. j) Os temporal. k) Marteau. l) Enclume. m) Étrier. n) Canal semi-circulaire.

■ **Schéma 2**

a) Vasoconstriction. b) Fréquence cardiaque. c) Volume sanguin. d) Débit cardiaque. e) Aldostérone. f) Rénine. g) Vasoconstriction. h) Angiotensine 1. i) Système rénine–angiotensine.

■ **Schéma 3**

a) Cellules alpha. b) Cellules bêta. c) Glucagon. d) Insuline. e) Libération. f) Stockage. g) Stockage. h) Libération.

Entraînez-vous avec des situations cliniques

Situation clinique 1

Vous êtes infirmier(ère) en médecine. Vous prenez en charge M. A., âgé de 65 ans, qui a été admis pour une aggravation de son insuffisance respiratoire chronique. Vous devez effectuer, sur prescription médicale, un prélèvement des gaz du sang. Lors de votre arrivée dans la chambre, M. A. est allongé dans son lit et vous constatez qu'il présente des difficultés à respirer.

a – Citez les signes cliniques observables en cas d'insuffisance respiratoire chronique.

....

....

....

....

....

....

....

....

b – Énumérez les actions et surveillances infirmières relevant du rôle propre que vous mettez en œuvre auprès de M. A.

....

....

....

....

....

....

....

....

c – Définissez les gaz du sang et argumentez l'intérêt de réaliser cet examen pour M. A.

....

....

....

....

Situation clinique 2

Vous travaillez dans un service d'urologie. Ce matin, vous vous occupez de M. W. Celui-ci est atteint d'une insuffisance rénale chronique terminale. Il est porteur d'une fistule artérioveineuse.

a – Définissez l'insuffisance rénale chronique.

b – Citez les conséquences physiopathologiques de l'insuffisance rénale chronique terminale. Indiquez pour chacune d'elles les signes cliniques et/ou biologiques.

c – Citez les précautions que M. W. doit prendre pour préserver sa fistule artérioveineuse (FAV).

▶ Situation clinique 3

Vous êtes infirmier(ère) en cardiologie. Vous prenez en charge un patient de 70 ans entré pour une insuffisance cardiaque décompensée. Cet homme est marié, il a trois enfants et quatre petits-enfants. Il est retraité et exerçait la profession de cuisinier. Dans ses antécédents, on retrouve un diabète non insulinodépendant traité par un antidiabétique oral, une hypertension artérielle traitée par un antagoniste de l'angiotensine 2 et une fibrillation auriculaire traitée par antivitamine K (AVK).

a – Définissez l'insuffisance cardiaque.

b – Expliquez le mécanisme physiopathologique de l'insuffisance cardiaque décompensée.

c – Citez les signes cliniques de l'insuffisance cardiaque droite.

....

....

....

....

....

....

....

....

d – Énumérez vos actions effectuées sur rôle propre en lien avec les signes cliniques.

....

....

....

....

....

....

....

....

Situation clinique 4

Arnaud P., 15 ans, est hospitalisé ce jour dans le service de pédiatrie. Depuis quelques jours, il boit et urine beaucoup, il a perdu 3 kg en 2 semaines, se sent fatigué; il ne peut plus pratiquer régulièrement son sport préféré le tennis. À la suite de l'entretien médical, le médecin pose le diagnostic de diabète de type 1.

a – Définissez le diabète de type 1.

....

....

....

....

....

....

....

....

b – Définissez ce qu'on entend par « fourchette glycémique » et donnez les normes.

....

....

....

....

....

....

....

....

c – Citez la réponse que vous donnerez à Arnaud qui vous interroge sur sa conduite à tenir face à une glycémie capillaire à 3 g/l.

....

....

....

....

....

....

....

....

d – Citez et définissez le risque d'une hyperglycémie supérieure à 3 g/l avec acétonurie, puis donnez les signes cliniques.

....

....

....

....

....

....

....

....

e – Citez quatre conseils à donner à Arnaud avant de faire du sport.

....

....

....

....

....

....

....

....

Situation clinique 5

M. C. se rend en consultation pluridisciplinaire du service de médecine gériatrique de l'établissement où vous travaillez. Vous assistez à la consultation médicale. Son épouse le décrit comme un homme qui était actif et dynamique. Cependant, depuis un an, il se sent fatigué, ne va plus chanter à la chorale paroissiale, écoute moins souvent de la musique et ne regarde plus le football à la télévision. Il ne lit plus le journal, ne se souvient plus de ce qu'il a fait la veille. Cette année, pour la première fois, il n'a pas pu remplir sa déclaration d'impôts sur revenus. Devant les remarques de sa femme, il devient agressif envers elle dans ses propos et ses actes.

Après l'examen clinique de M. C. et l'entretien avec sa femme, le médecin pose la forte probabilité d'une maladie d'Alzheimer. Il demande une évaluation psychométrique, un *Mini mental status examination* (MMSE). Après le résultat du MMSE (18/30), le médecin prescrit à partir du 28 mai 2009 : « Suite aux difficultés rencontrées par le couple, et la fatigue exprimée par Mme Gilles, l'éventualité d'une hospitalisation de jour en service d'accueil spécialisé pour personne atteinte de la maladie d'Alzheimer est posée ».

a – Définissez la maladie d'Alzheimer.

....

....

....

....

....

....

....

....

b – Argumentez auprès du couple le projet thérapeutique dans ce type de structure.

c – Citez dix attitudes à adopter pour faciliter la communication avec M. C.

d – Citez quatre attitudes que l'aidant épuisé peut avoir face à la personne atteinte de maladie d'Alzheimer.

Réponses aux questions des situations cliniques

Situation clinique 1

a – Les signes cliniques observables sont :

- une dyspnée ;
- une cyanose ;
- des sueurs ;
- un faciès rubicond ;
- des céphalées ;
- des troubles de la vigilance, troubles de la conscience, une confusion ;
- un hippocratisme digital ;
- une hypertrophie des muscles respiratoires.

b – Les actions relevant du propre sont :

- installation en position demi-assise ;
- rassurer le patient ;
- surveillance des pulsations ;
- surveillance de la pression artérielle ;
- surveillance de la fréquence respiratoire ;
- surveillance de la saturation en oxygène ;
- transmettre les données au médecin.

c – La gazométrie a pour objectif global d'étudier l'efficacité de la fonction respiratoire au travers de l'analyse des gaz du sang. Dans la situation de M. A., elle permet d'évaluer la fonction respiratoire et de faire le lien avec l'état clinique (échanges gazeux et adaptation de l'organisme).

Elle permet ainsi de mesurer dans le sang oxygéné :

- la pression partielle en oxygène ;
- la pression partielle en dioxyde de carbone ;
- le pH plasmatique ;
- les ions bicarbonates ;
- la saturation en oxygène.

Situation clinique 2

a – L'insuffisance rénale chronique est une perturbation permanente des fonctions rénales liée à des affections diverses lésant les deux reins, d'évolution progressive sur plusieurs années.

b – Les conséquences physiopathologiques sont :

- des anomalies dans l'excrétion des produits de déchets azotés : augmentation de l'urée (somnolence, troubles de l'attention), de la créatinine et de l'acide urique (crise de goutte) ;
- des anomalies dans l'élimination de l'eau et des déséquilibres hydroélectrolytiques : rétention sodée et hydrique (œdèmes, signes du godet, prise de poids) ; hyperkaliémie (fourmillements, crampes musculaires, paresthésie) ;
- une perturbation des fonctions endocrines : perturbation au niveau de la fabrication des globules rouges avec de l'anémie (pâleur, essoufflement à l'effort, sensation permanente de fatigue) ;

- une perturbation de la régulation de la tension artérielle (hypertension artérielle), des troubles phosphocalciques (déminéralisation osseuse, calcifications articulaires, ostéodystrophie rénale).

c – Les précautions à prendre pour préserver la FAV sont :
- ne pas se servir du bras de la FAV pour la prise de tension artérielle ;
- ne pas permettre la réalisation de prise de sang ou d'injection sur la FAV en dehors des séances d'hémodialyse ;
- ne pas porter de charge lourde sur le bras de la FAV ;
- ne pas porter de vêtements trop serrés, montre ou bracelets ;
- éviter de dormir sur la FAV ;
- protéger sa FAV lors de certaines activités manuelles (bricolage, jardinage).

Situation clinique 3

a – L'insuffisance cardiaque est l'incapacité du cœur d'assurer le débit de sang suffisant aux besoins de l'organisme.

b – Lorsque le cœur n'assure plus le débit sanguin suffisant aux besoins de l'organisme, il se met en place des mécanismes de compensation (augmentation de la libération des catécholamines et allongement des fibres musculaires du cœur). Au-delà d'une certaine longueur (2,2 μm), la fonction contractile du cœur perd de sa force. Cela entraîne une augmentation de la précharge et de la postcharge.

L'augmentation de la précharge entraîne une augmentation de la pression en amont des ventricules et une stase sanguine. L'augmentation de la postcharge entraîne une diminution du volume d'éjection systolique, une stase sanguine et une dilatation ventriculaire.

c – Les signes cliniques de l'insuffisance cardiaque droite sont : asthénie, oligurie, œdèmes des membres inférieurs, dyspnée, turgescence jugulaire, reflux hépatojugulaire, augmentation du volume du foie, hépatalgies d'effort.

d – Les actions infirmières sur rôle propre en lien avec les signes cliniques sont les suivantes :
- surveillance de la diurèse ;
- surveillance du poids ;
- surveillance de l'apparition d'œdèmes ;
- surveillance de l'apparition de marbrures au niveau de membres ;
- surveillance de la fonction respiratoire : fréquence respiratoire, coloration, cyanose, saturation en oxygène ;
- installation du patient au repos, en position semi-assise ;
- informer le patient et le rassurer.

Situation clinique 4

a – C'est un état d'hyperglycémie avec une glycémie à jeun supérieure à 1,26 g/l sur deux prélèvements sanguins, due à la destruction des îlots de Langerhans qui conduit en quelques années à un état d'insulinopénie absolue. C'est une destruction auto-immune.

Le rôle de l'insuline est de faire pénétrer le glucose dans les cellules.

Le diabète de type 1 se caractérise par son début brutal, chez un sujet jeune, en général âgé de moins de 20 ans, mince ou de poids normal, avec un pic d'incidence vers 12 ans et 30 à 40 ans.

b – La fourchette glycémique correspond à l'intervalle de résultats attendu pour un patient déterminé. On estime la glycémie normalisée si la fourchette glycémique se situe entre 0,80 g/l et 1,60 g/l.

c – Il faut réaliser une bandelette urinaire à la recherche d'acétonurie, et augmenter les doses d'insuline rapide de 2 unités par croix d'acétone, toutes les 2 heures jusqu'à disparition complète de l'acétone. Si l'acétonurie n'a pas disparu dans les 6 heures, Arnaud doit prendre contact avec son médecin.

d – Le risque est l'acidocétose. L'acidocétose est une concentration accrue de corps cétoniques dans le plasma avec une hyperglycémie supérieure à 3 g/l. Les signes de l'acidocétose sont : nausées, vomissements, douleurs abdominales, polypnée, déshydratation importante, hypothermie, crampes musculaires.

e – Les conseils à donner à Arnaud avant de faire du sport sont les suivants :

- diminuer les doses d'insuline ;
- contrôler la glycémie capillaire avant, pendant et après l'activité sportive ;
- adapter l'alimentation, avec des sucres lents – Arnaud apprendra au fur et à mesure des expériences sportives ;
- prévoir une collation après l'effort ;
- ne jamais pratiquer le sport à jeun.

▶ Situation clinique 5

a – La maladie d'Alzheimer est une maladie neurodégénérative qui détruit les cellules cérébrales de façon lente, progressive et irréversible, entraînant un affaiblissement intellectuel global de toutes les fonctions supérieures (mémoire, attention, jugement, raisonnement).

b – Le projet thérapeutique dans ce type de structure pour M. C. comprend :

- l'accueil de jour, qui a pour objectif de ralentir la perte d'autonomie par une sollicitation des facultés restantes, de maintenir les contacts humains et une vie sociale, de favoriser le maintien à domicile des malades par une prise en charge individualisée, de prévenir l'hospitalisation et les risques de maltraitance, de relayer et soutenir les aidants naturels dans l'accompagnement des malades, de permettre des moments de répit à la famille, de proposer un lieu d'écoute et de parole, de préparer le malade et sa famille à l'entrée en institution ;
- le maintien de l'autonomie en stimulant ses ressources physiques afin de conserver au maximum ses capacités physiques et psychiques. Les activités aident à structurer les journées, favoriser les contacts avec les autres, maintenir le plaisir d'agir, et entretiennent la personnalité de M. C. en le valorisant ;
- la stimulation des fonctions cognitives qui vise à ralentir les processus déficitaires en maintenant les acquis – être positif, rassurer, utiliser des aide-mémoire, ne pas stigmatiser, faire travailler la mémoire d'évocation, de remémoration et de fixation ;

- le soutien, l'accompagnement et l'intégration de la famille – ne pas culpabiliser, proposer un soutien psychologique, informer sur la recherche et orienter sur les démarches utiles.

c – Pour faciliter la communication avec M. C., les dix attitudes à adopter sont :
- se tenir prêt de lui ;
- l'appeler par son nom ;
- le toucher ;
- se tenir face à lui et à sa hauteur ;
- établir un contact visuel ;
- parler lentement et distinctement ;
- utiliser des mots simples et des phrases courtes ;
- donner un message à la fois ;
- utiliser des énoncés affirmatifs ;
- laisser au patient le temps de répondre.

d – Les attitudes que peut avoir l'aidant épuisé sont :
- une correction incessante avec mise en échec de la personne atteinte par la maladie ;
- une stimulation excessive ;
- une « chosification » avec disparition de la communication ;
- de la maltraitance.

Conclusion

Ce livre, composé de 500 questions corrigées, vous a permis de vous entraîner à un nouvel exercice que sont les questions à choix unique ou multiples (QCU – QCM), les questions à réponses ouvertes courtes (QROC), les schémas muets, ou encore les situations cliniques.

Si votre auto-évaluation relève beaucoup de réponses fausses, n'hésitez pas à retravailler, à nouveau, la ou les unités d'enseignement concernées. À l'issue, refaites le test et/ou l'entraînement. Pour ce faire, utilisez une couleur différente à chaque fois : cela vous permettra de savoir où vous vous êtes arrêté mais surtout d'évaluer votre progression entre 2 séances de travail.

Après ces révisions et entraînements, votre objectif sera de conserver ces acquis et ne pas oublier – lors de l'évaluation individuelle sur table à laquelle vous devrez faire face – d'analyser sur la forme et le fond chaque question posée. Quels sont les éléments qui me sont demandés ? Est-ce une question de connaissance ou de compréhension ?

Rappelez-vous, il n'y a pas de piège : l'évaluation de l'unité d'enseignement a pour objectif de vérifier les connaissances que vous avez acquis et pour lesquelles vous avez révisé et vous vous êtes entraînés.

Cette étape passée, il faut déjà anticiper le prochain semestre. Vous avez la possibilité de vous procurer et de travailler avec le livre suivant « *Validez votre semestre 5 en 400 questions corrigées* ».

Attention gardez précieusement cet ouvrage ! Plusieurs unités d'enseignement universitaires ont des liens entre elles et des acquis des semestres 3 et 4 vous seront alors nécessaires pour comprendre et apprendre de nouvelles notions. Au besoin, n'hésitez pas à revenir régulièrement à cet ouvrage, c'est le vôtre, utilisez-le.

474106 – (I) – (4,8) – CSB80 – PMS 282 + 178

Elsevier Masson S.A.S.
62, rue Camille-Desmoulins
92442 Issy-les-Moulineaux Cedex

Dépôt légal : septembre 2014

Imprimé en France par Normandie Roto s.a.s.
61250 Lonrai
N° d'impression : 1403015